看護の現場ですぐに役立つ

脳神経看護のキホン

患者さんの思いと訴えを臨床現場に生かす!

久松 正樹 著

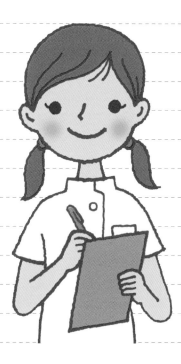

秀和システム

はじめに

　私が看護師として働き始めたとき、インターネットの接続料金は1か月3時間で980円という時代でした。それから数十年が経過し、現在はインターネットが当たり前の時代になっています。私たちの周りは情報に満ちあふれて、誰もが簡単に自分のほしい情報を得ることができます。

　しかし、情報が容易に手に入らない時代は参考書やセミナーがメインの学習方法でした。当時、脳神経専門の参考書は4〜5冊ほどだったと思います。参考書はずいぶん読みました。ですが、臨床では、その参考書どおりにはいきません。そのことが頭を混乱させました。

　例えば、脳血管です。参考書の血管は左右対称に描かれています。ですがMRA（脳血管を映し出す画像）では左右は非対称。実際の臨床で見る脳血管の画像は、私にとってすべてが血管異常に見えました。

　都市部で行われるセミナーの多くは脳外科の医師が講師となっています。セミナーに参加したその日は、自分の知識が増えた感覚になりました。しかし、いざ臨床となるとセミナーで学んだことが生かされません。なぜだろう？　いつもそう考えていました。

　医師は医学部出身。私の「脳」では、医師が話す内容が難しすぎました。そして、医師目線で話された内容を看護に落とし込むことができなかったのです。大事なのは現場で働く看護師の経験です。そしてもっと大事なのは患者さんの言葉だと思っています。

　経験を積んだ看護師の話は、私の脳に多くの刺激を与えました。「○○さんのこの症状、こんなことしたら良くなったよね」など、お昼の休憩時間に先輩たちが話している内容はとても勉強になりました。

　また、何よりの財産は患者さんたちの率直な言葉です。患者さんの訴えはどんな参考書よりも勉強になります。本書では「より詳しく、わかりやすく、簡単に」をキーワードに、患者さんに現れている症状が何を意味しているのか？　など、筆者が経験を通して身につけた臨床で必要な知識と患者さんから学んだことを中心に解説していきます。臨床で困ったときに簡単に立ち返れる脳神経本として、皆さんが活用されることを望みます。

2020年2月

久松　正樹

看護の現場ですぐに役立つ
脳神経看護のキホン

contents

chapter
1 脳画像から頭蓋内の構造を理解する

chapter
2 脳神経看護のための知識

^{chapter}
3　脳卒中の病態

^{chapter}
4　臨床で遭遇する脳神経疾患

5 症状から頭蓋内を読み解く

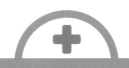

本書の特長

脳神経は難しい……。でも、難しいからといって目をそらしていては、そこからの成長はないかもしれません。

脳神経を考えるうえで必要な知識や技術としては、他の書籍にも同じようなことが記述されています。しかし、この本では、それらの本には記述されていない「臨床の看護師が知りたいこと」をテーマとし、かゆいところに手が届く書籍としました。

無駄な知識は1つもありません。しかし、「いま」覚えなくてもよい知識もいっぱいあります。本書では、臨床で培ってきた経験をもとに、臨床のスタッフは何を知りたがっているのかを考えたうえでまとめました。

役立つポイント1 脳画像をアセスメントの引き出しに

フィジカルアセスメントとは、問診と視診、触診、聴診、打診などの方法を用いて全身の状態を把握することです。

本来、私たちの「五感」を使ってアセスメントする方法が一般的ですが、脳神経の領域では他科に比べて、五感による方法でできることは限られています。

そこに脳画像の所見を加えてみます。決して診断するわけではありません。しかし、脳画像は見方を知らないよりは知っているほうが、全身状態を知る1つの指標ともなります。本書では、まずは脳画像の基本的な見方を紹介します。

役立つポイント2 イラストと見出しから体の中をイメージ化

本書では、文章を読むよりイラストでわかる工夫をしました。例えば、脳のイラストにいっぱい線が描き込まれていたら、それだけで見たくなくなります。極力情報量を削って、かゆいところに手が届く、ちょっとしたアドバイスを随所に入れてあります。

また、見出しにもこだわりました。内容が難しいのなら、ぜひ見出しだけでも読むようにしてください。キーワードが見出しになっています。「機序」「メカニズム」がこの本の中心です。

看護のやり方は決して1つではありません。ケアをするうえでの看護の考え方を導けるようにしてあります。

役立つ ポイント3 病態や症状を看護師目線で伝える

解剖を学んで疾患を学ぶ——これが勝利の法則！　というのは間違っているかもしれません。

患者さんがいて、症状がある。なぜその症状が現れるのかを考えなければなりません。だから、症状も病態も解剖もつなげて考える必要があります。

病態は医師に尋ねればよい！　ではダメです。私たちは看護師です。看護師には看護師なりの覚え方、とらえ方があります。なかなか病態を理解できないと思っている人はいっぱいいると思います。筆者も実はそうでした。

理解に苦しんだ過去があるからこそ、皆さんへの伝え方を知っています。看護師の手で看護師のために病態と症状を理解できるように記述しました。

役立つ ポイント4 よく経験する日常のたとえで解説

看護師向けの書籍では、専門職を対象にしているということもあり、専門用語が多用される傾向にあります。しかし、看護師といえども専門用語を使われたら、わからないものはたくさんあります。

一般の人に説明するようなやさしい言葉であればすぐに理解できるのに、わざわざ専門用語で書いてあるため理解ができず、その専門用語を調べるために、さらに専門書を引っ張り出して調べる、という非常に面倒なことになりがちです。そこで、本書ではそうした煩わしさを排除できるよう、できるだけやさしい言葉を選択し、専門用語も理解しやすいよう配慮しています。

確かに教科書や参考書にはすべてが網羅され、専門的なこともいっぱい書かれています。でも専門的すぎるからこそ、専門家でさえわかりにくい内容になっていることに、本を書いた人は気づかないのです。そんな経験をしてきたからこそ、筆者なりに学習してきた経験を参考に本書を執筆しました。

本書では、新人ナースでもわかるように表現しました。そして、新人ナースを教育する側の人にも参考になるよう、表現方法に工夫を加えました。

現れている症状から頭蓋内を読み解く

　患者さんに現れている症状はなぜ、出現しているのか？　もう一度生理学の本、解剖学の本から学習してみる——それも大事なことです。しかし、実際にはそのような時間はありません。頭の中に「すーっ」と入ってくるのは「あの患者さんのあの症状！」です。一から症状を学ぶのではなく、十から症状を読み解いていきます。

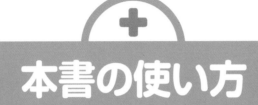

本書の使い方

　本書では、順を追って解説するというより、1つの疾患に必要な知識をそのつど繰り返すように解説しています。例えば「薬」です。おそらくこれまでの参考書では、薬剤の話が単独で記述されていたと思います。しかし、それでは関連性が失われます。臨床では薬だけが独立しているわけではありません。患者さんがいて、病気があり、症状があって薬もある。すべてが関連しているはずです。

　また、同じような説明が重複していることもありますが、そのくらい重要であると認識してください。脳画像であれば、脳画像だけを学習していてはダメです。脳画像と一緒に脳の構造も学習する必要があります。本書では、最初のページから順番に読んでほしいと思います。順番に読み進むことで徐々に知識が深まっていくと考えるからです。

　臨床で必要な症状とその発現の仕組みについての知識を中心に、それぞれの項目でポイントを絞って解説しました。

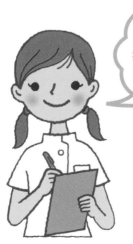

患者さんに現れている
症状が何を意味しているのか？
を学んでいきましょう。

この本の登場人物

本書の内容をより深く理解していただくために、
医師、ベテランナース、先輩ナースが、アドバイスやポイントの説明をしています。
また、新人ナースや患者の皆さんも登場します。

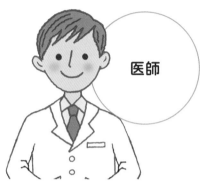

医師

病院の勤務歴8年。的確な判断と処置には定評
があります。

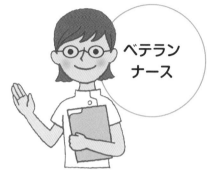

ベテラン
ナース

看護師歴10年の看護師長もみじさん。やさしさの
中にも厳しい指導を信念としています。

先輩
ナース

看護師歴5年のみどりさん。身近な先輩であり、新
人ナースの指導役でもあります。

新人
ナース

看護師歴1年のわかばさん。医師や先輩たちのアド
バイスを受けて早く一人前のナースになることを
目指しています。

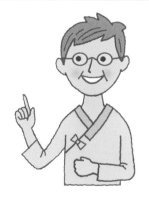
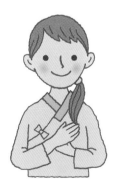

患者の
皆さん

患者さんの気持ちなどを語っていただき
ます。

MEMO

chapter 1

脳画像から
頭蓋内の構造を理解する

脳画像は私たちに新たなアセスメントの引き出しを増やしてくれます。

脳画像の見方にも看護師が知っておくべきポイントがあります。

まずはそこから脳画像に興味を持ちましょう！

脳神経の検査

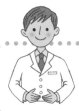

脳画像は頭蓋内の脳の状態をアセスメントするうえでとても重要で、かつ身近な検査でもあります。

 ## 脳画像の特徴

脳画像には**CT**と**MRI**があり、それぞれの特徴があります。これまでCTやMRIの画像は「医師が見るもの」と考えられてきましたが、脳画像は臨床の看護師に多くの情報を与えてくれます。

しかし、脳画像の見方を正式に教わったわけではないので、看護師の多くが苦手意識を持っています。ここでは、脳画像の見方のコツに触れながら説明していきます。

▼CTとMRI

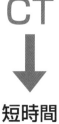

CT
↓
短時間
出血病変

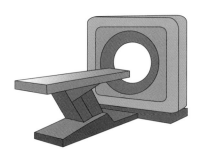

MRI
↓
より繊細
病変検索
脳梗塞急性期

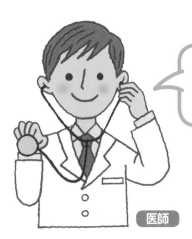

脳出血はCT、その他はMRIとまずは簡単に覚えるといいでしょう。

医師

CTは出血

CTは頭の周りに放射線をらせん状に照射してコンピューターを用いて解析します。その特徴は出血病変がわかりやすいことと、検査時間が短いことです。一方で放射線を浴びるというデメリットもあります。

▼CTとMRIのメリット、デメリット

	CT	MRI
メリット	撮影時間が短い。 撮影方法が簡単。 出血病変がわかりやすい。 骨の情報が得られやすい。	放射線被ばくがない。 より鮮明に組織の様子がわかる。 撮影する断面を自由に変えられるため病変探索がしやすい。 血管画像も得られる。
デメリット	放射線被ばくがある。	体内に金属がある場合は検査ができない。 撮影時間が長い。 患者が動くと画像が得られない。 患者に閉所恐怖症などがある場合は撮影が難しい。 検査中の音が大きい。

▼CTは頭の周りに放射線をらせん状に照射する（ヘリカルスキャン法）

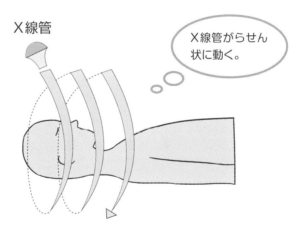

X線管

X線管がらせん状に動く。

▼磁石の磁場

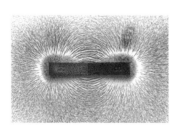

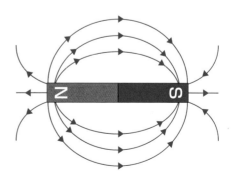

MRIの脳画像には多くの種類がある

　「これはMRIで撮影された脳です」と言われても、よくわからないことがあります。MRIを理解するうえで混乱のもとになるのが、その種類の多さです。代表的なものを紹介しましょう。

▼CT画像

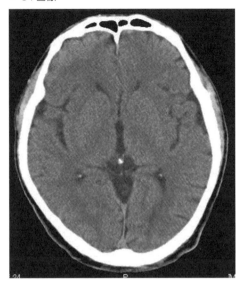

▼MRI画像

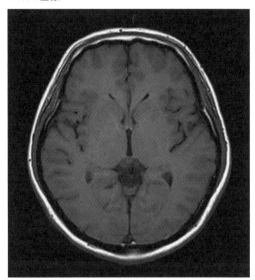

▼MRI画像のバリエーション

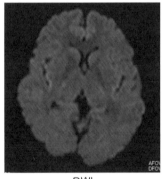

DWI

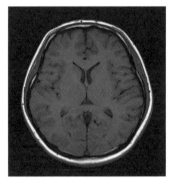

T1強調画像

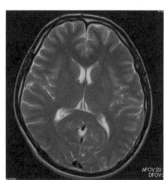

T2強調画像

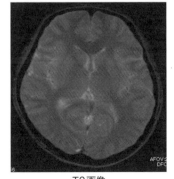

T2画像

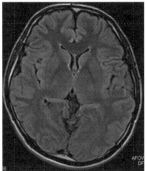

FLAIR

MRI画像は種類が
多く混乱するが、
これらが代表例。

脳画像を理解するには錐体路を見つけて追っていく

錐体路を簡単に説明するとしたら、運動の指令を伝えるための専用道路です。錐体路は延髄の錐体部を通るから**錐体路**(すいたいろ)と呼びます。錐体路のスタート地点は一次運動野です。一次運動野から出発した専用道路は「放線冠」「内包後脚」「中脳の大脳脚」「橋」「延髄錐体」を通っていきます。

▼錐体路

一次運動野
↓
放線冠
↓
内包後脚
↓
中脳の大脳脚
↓
橋
↓
延髄錐体
↓
手・足

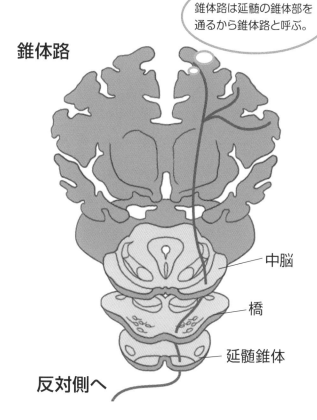

錐体路

> 錐体路は延髄の錐体部を通るから錐体路と呼ぶ。

中脳

橋

延髄錐体

反対側へ

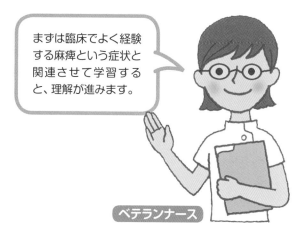

> まずは臨床でよく経験する麻痺という症状と関連させて学習すると、理解が進みます。

ベテランナース

15

CTによる脳画像は5枚のみ見方を覚える

CTで脳を撮影したらその画像の枚数は約25枚です。その25枚すべての見方を覚える必要はありません。このchapterでは以下、最も重要と思われる画像5枚に焦点を絞って説明していきます。

▼中心溝レベル

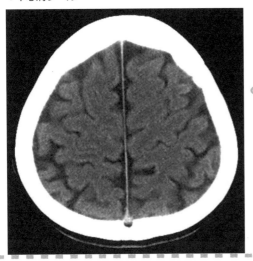

CTで撮影したすべての脳画像の見方を覚える必要はない。

シワが見えたら中心溝を探す！

脳画像を見ていくコツは難しく考えないことです。画像を頭のてっぺんから1枚ずつ見ていき、画像全体に「シワ」が出てきたら、まずは**中心溝**を探してみます。画像を見て、ひらがなの「ひ」に似たシワを見つけます。図の中の右脳だけにガイドしておきます。これが**逆オメガサイン**すなわち中心溝です。この逆オメガサインを見つけることができたら、その前が中心前回、その後ろが中心後回になります。錐体路はこの中心前回から出発しています。

▼逆オメガサイン

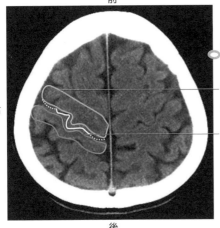

前

右　　　　　　　　　　　　　　　左

①中心前回

②中心後回

後

画像全体に「シワ」が出てきたら、まずは中心溝を探す。

ホムンクルス（脳の中のこびと）

中心前回は一次運動野とも呼ばれています。運動を伝えるためのスタート地点です。中心前回は頭のてっぺんから順番に担当する部位が下肢、胴体、上肢、顔面という順番に並んでいます。その様子を表したのが、下の脳画像の中に示したイラストで、ホムンクルスと呼ばれています。上肢の手指の部分は中心前回の中でも多くの体積を占めています。指先のような繊細で細かな動きをするためには、それだけ脳の大きな部分を使うということがわかります。ちょうど逆オメガサインの窪みの部分はほかの脳の部分より分厚くなっています。それだけ細かな動きをつかさどるのに神経が多く使われているということです。

▼中心前回

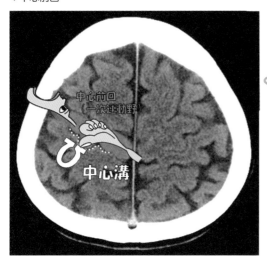

中心前回は運動を伝えるためのスタート地点。

---

^{column}

学習された不使用

ホムンクルスとはラテン語で「こびと」という意味です。脳を勉強した人なら必ず目にしたことがあるはずの、とても印象的なイラストです。やけに大きい手や唇。それに比べて小さくて細い胴体や足。各部分の大きさは動きの繊細さと比例しています。手や顔面に麻痺が生じやすいのは、その分だけ脳の領域が広いということです。麻痺が生じるとペットボトルを持つのも健側を使ってしまいがちです。そのほうが「楽」だからです。麻痺がある側を使わないと、使わないことに「脳」が慣れてしまいます。これを**学習された不使用**と呼びます。最近ではそれでも麻痺側を動かす努力をすることで、脳の中で損傷を受けた部位の持つ運動機能を周りの部分が代行するようになるといわれています。

放線冠

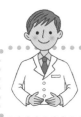

放線冠とは、無数の運動神経線維が束になるところです。

ハの字が見えたら放線冠

脳画像を頭のてっぺんから見てきて、ハの字が見えてきたらそこでは放線冠の位置がわかります。

▼側脳室の天井レベル

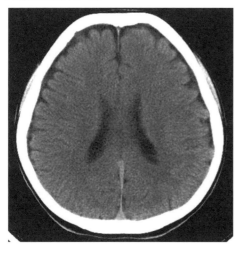

▼放線冠のイメージ

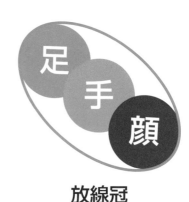

放線冠

放線冠は中心前回（一次運動野）から出発した運動を伝える神経路が1つの束になるところです。1つの束になるといっても完全に1本になるわけではありません。無数の神経線維がまるで1本になったかのように束になります。

▼無数の神経線維が束になる

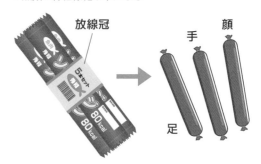

放線冠

手　顔

足

放線冠の位置はちょうどハの字の横

ハの字に見えるところは側脳室の天井（上部）です。**側脳室**は脳内の左右にある髄液を生み出す部屋です。その天井部分を横に切ったとき「**ハの字**」に見えます。

　放線冠と呼ばれる、運動を伝える神経線維の束は、ちょうどこのハの字の横にあると考えてください。この放線冠はラクナ梗塞の好発部位となっ

ています（後述）。ラクナ梗塞は**穿通枝梗塞**とも呼ばれ、脳の奥に進む細い血管が閉塞することにより生じます。そのためとても小さな脳梗塞となりますが、この位置（放線冠部分）で脳梗塞がみられる場合、無数の神経線維が束になっていることにより、その密集度は高く、小さな脳梗塞でも大きな麻痺につながる恐れがあります。

▼正面から見た側脳室

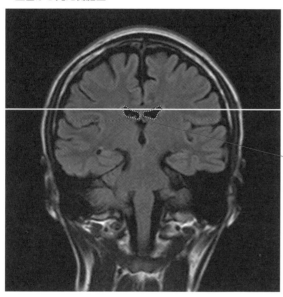

この断面で切っている

側脳室

側脳室は脳内の左右にある髄液を生み出す部屋。

▼ハの字レベルの放線冠の位置

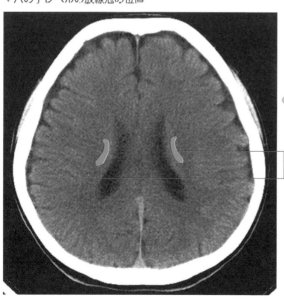

放線冠は運動を伝える神経線維の束。

放線冠

内包

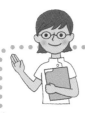

出血の頻度が高い被殻と視床に挟まれているため、損傷しやすいのがこの**内包**です。

Yの字が見えたら基底核と内包レベル

　Yの字に見えるところは側脳室の前角部付近です。Yの字の横に小さなおなかの出っ張りがあると思います。そこが**尾状核**です。ここでは比較しやすいように右脳にだけガイドしておきます。小さなおなかの出っ張りの下に大きなおなかの出っ張りがあります。ここが**視床**です。

▼基底核、内包レベル

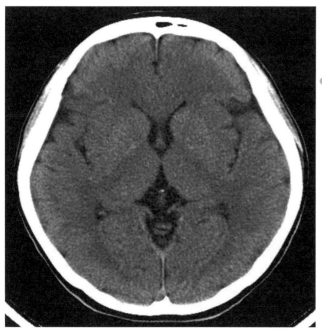

Yの字に見えるところが
側脳室の前角部付近。

▼基底核、内包レベル「Yの字」の側脳室部分

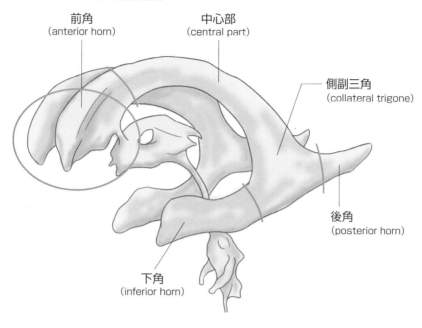

前角
(anterior horn)

中心部
(central part)

側副三角
(collateral trigone)

後角
(posterior horn)

下角
(inferior horn)

▼基底核、内包レベルの構造

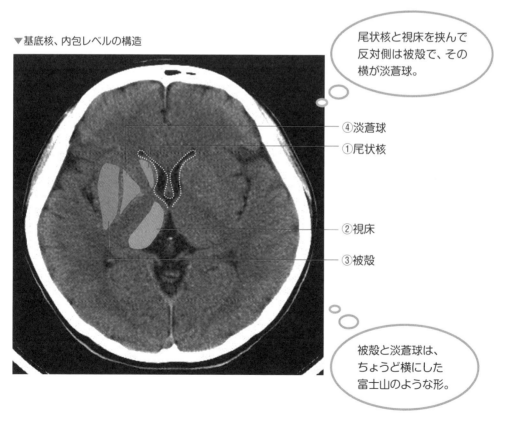

尾状核と視床を挟んで
反対側は被殻で、その
横が淡蒼球。

④淡蒼球
①尾状核

②視床

③被殻

被殻と淡蒼球は、
ちょうど横にした
富士山のような形。

「く」の字に見える部分が内包！

尾状核と視床、被殻と淡蒼球に挟まれている部分を**内包**と呼びます。特に注目すべきポイントは内包後脚です。ここには錐体路が通ります。つまり運動を伝えるための専用道路が通るということです。ガイドしていない反対側の矢印部分を見てください。

▼内包の位置関係

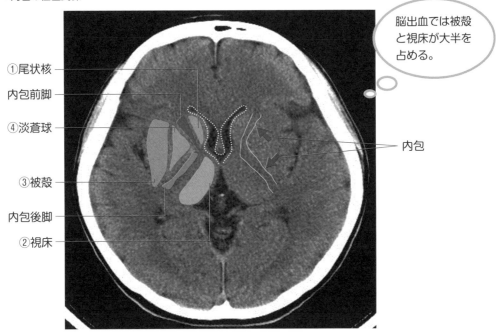

①尾状核
内包前脚
④淡蒼球
③被殻
内包後脚
②視床

内包

脳出血では被殻と視床が大半を占める。

周りの組織（視床や被殻・淡蒼球）がやや明るいグレーであるのに対し、矢印部分はそれよりも黒くなっていることがわかるでしょうか？　そこが**内包**です。この「Y」の字の部分で探すことのできる被殻と視床が、脳出血では大半を占めています。だからこそ、この部分を同定できることが重要になります。

脳画像を学ぶ重要性

Nurse Note

　何度も言いますが、脳画像を見て診断するのは医師の仕事です。私たちは脳画像を見てアセスメントし、次の一手を予測することが必要です。医師はいつもそばにいるわけではありませんし、画像から導き出された医師の考えを100％共有することは、臨床では困難です。だからこそ脳画像を学ぶ必要があります。まずはここで追ってきた錐体路が障害を受けているのか？　を画像から判断することから始めると、画像を読む力も徐々に得られると考えています。

中脳、小脳

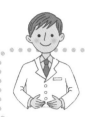

画像の中で覚えやすく、最も重要といえるのが中脳の部分です。

ネズミが見えたらそこは中脳

　脳画像を頭のてっぺんからずっと見てきて、ネズミの顔を見ることができたらそこは**中脳**です。ネズミは「チューチュー」鳴きますね。だからチューチュー中脳です。中脳は**脳幹**と呼ばれる生命の中枢の一部になります。この中脳部分がなぜ重要なのかというと、ヘルニアを起こしやすい場所だからです。頭蓋内圧が上昇すると圧の低いほうへ脳が逃げようとします。そのとき、この部分に脳の一部が飛び出てしまいます。ちなみにヘルニアとは「飛び出る」という意味ですから、この隙間部分に脳が飛び出るということがわかります。

▼中脳レベル

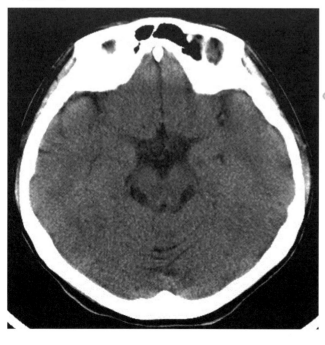

中脳はヘルニアを
起こしやすい場所。

中脳と動眼神経

中脳はネズミのような形をしています。また、ネズミの鼻に見える所は**中脳水道**です。ネズミの耳の部分の付け根からは、大変重要な脳神経が出ています。それが**動眼神経**です。動眼神経は12対

ある脳神経のうちの第3番目の神経です。瞳孔括約筋につながり瞳孔を小さくし、眼球の運動にも関係しています。

▼中脳と動眼神経

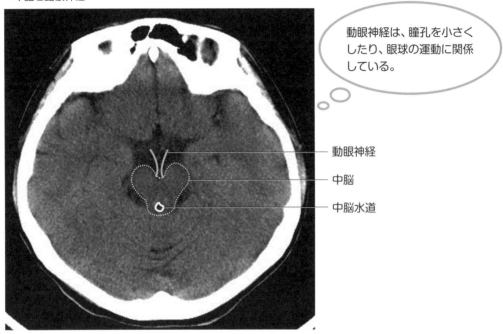

動眼神経は、瞳孔を小さくしたり、眼球の運動に関係している。

動眼神経
中脳
中脳水道

ネズミの耳の外側に専用道路

もうネズミは探せるようになったかもしれません。ネズミを探すことができたら、次にネズミの耳に注目していきます。

ネズミの耳の外側部分に運動を伝えるための専用道路が通っています。専用道路とは錐体路のことでしたよね。そこを**大脳脚**といいます。また、ネズミの耳の外側部分は側頭葉内側部です。この部分が脳浮腫などによりネズミの耳を圧迫します。これがいわゆる**鉤ヘルニア**です。

▼大脳脚

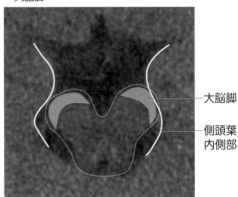

大脳脚
側頭葉
内側部

てるてる坊主は橋と小脳

チューチュー中脳から少し下に下がってきて「てるてる坊主」が見えてきたら、そこは橋と小脳です。小脳との「橋」渡しですので、橋は小脳への道路をいくつか持っています。

次の画像では中小脳脚が映し出されています。この中小脳脚は橋からの道となります。

▼橋と小脳

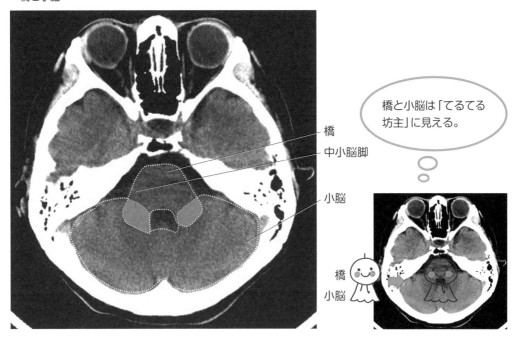

橋
中小脳脚
小脳

橋と小脳は「てるてる坊主」に見える。

橋
小脳

小脳脚には、中小脳脚のほかに、上小脳脚、下小脳脚もあります。上小脳脚は中脳への道、下小脳脚は延髄からの道となっています。この小脳脚は様々な情報を入力したり出力したりして、無意識に私たちの体のバランスをとってくれたりしています。

▼小脳と小脳脚

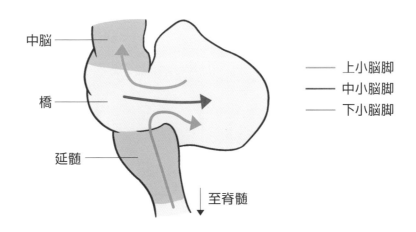

中脳
橋
延髄
至脊髄

―― 上小脳脚
―― 中小脳脚
―― 下小脳脚

血腫量の測定

　ほとんどCTでは血腫量を測定することができます。しかし、現場の看護師さんから血腫量を自分で測定することはできないのか？　という質問を受けることがあります。

　血腫量を自分で計算する必要はないかもしれませんが、下図のように実際に計算をしてみると、画像を見る練習にもなります。また、興味を持って聞いてくる人たちもいると思います。これをきっかけに学習するというのもよいかもしれません。

▼血腫量の計算方法

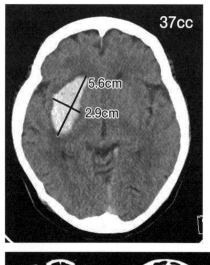

37cc

5.6cm
2.9cm

通常のCTのスライス厚は5mm

血腫の**最大径**(cm)

×

最大径と直行する方向の血腫の**最大径**(cm)

×

血腫の高さ (cm)
(CTのスライス厚×血腫が写っているスライス数)

×

0.5

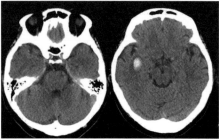

10　　　　　　9　8 7 6 5 4 3　　2　　　　　　1

8個

chapter 2

脳神経看護の
ための知識

・・

中枢神経である「脳」は司令塔の役割があります。
脳が損傷を受けることで体のすべてに影響が
及んできます。ここでは通常のバイタルサインを
脳と関連させながら解説していきます。
「脳⇔バイタルサイン」の関係を知って
看護に役立ててください。

体の中の「脳」の位置づけ

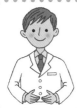

脳の重さは約1200〜1300g、体重が60kgだとしたらその約2%しかありません。私たちの体から比べるととても小さな臓器ですが、脳が使用するエネルギーは全体の約20%といわれています。臓器の重さから考えると、脳が使用するエネルギーは非常に多いのです。

ブドウ糖と酸素

　私たちは数日間、何も食べなくても生きていることができます。それは、エネルギー源を蓄えることができるからです。エネルギー源となるものを摂取できないときは、体の脂肪や筋肉を燃やし、エネルギーとして活用することができますね。しかし、脳は私たちの体のようにエネルギー源を蓄

えることができません。そのため、常に脳が活動できるようにエネルギー源となるものを送り続けなければなりません。脳が活動するために必要なエネルギー源は**ブドウ糖**とそれを燃やす**酸素**です。この2つが十分に満たされることで脳は活動することができます。

▼脳のエネルギー源

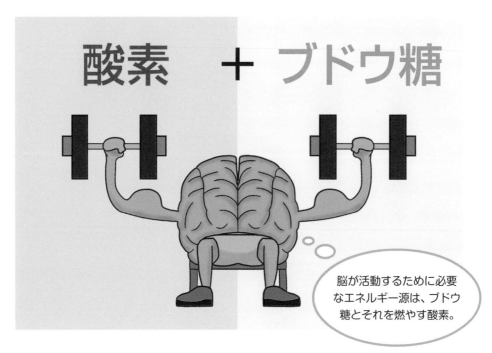

脳が活動するために必要なエネルギー源は、ブドウ糖とそれを燃やす酸素。

脳はとっても大事な臓器…

脳は司令塔。脳が活動することによって私たちは好きなことができます。だから脳は最も重要である——といいたいところですが、いま一度立ち返らなければならないことがあります。脳が活動するには「酸素」と「ブドウ糖」が必要でした。しかも、蓄えることができないので常に供給し続けなければなりません。酸素を脳に送り届けるには、まず酸素を肺の中に取り込まなくてはなりま

せん（下図A）。今度は肺まで取り込んだ酸素を体内に取り込まなくてはなりません（下図B）。取り込んだ酸素と摂取したブドウ糖を確実に脳へ送り届けなければなりません（下図C）。これを**生命の維持サイクルABC**と呼びます。このサイクルが維持できないと中枢神経すなわち脳に障害が生じます（下図D）。

▼生命の維持サイクル

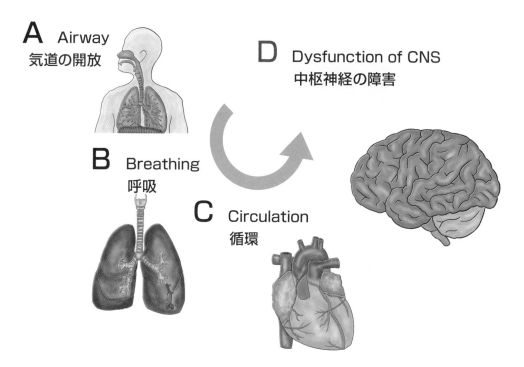

A Airway
気道の開放

B Breathing
呼吸

C Circulation
循環

D Dysfunction of CNS
中枢神経の障害

脳神経のナースだからといって、中枢神経のことばかり学習してもダメです。大切なのは「ABCD」。Dの評価ばかりに目を奪われると大事なことが見えなくなります。どんなときでもABCに立ち返ることが重要です。

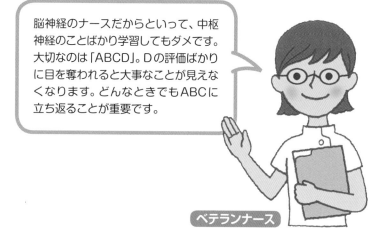

ベテランナース

脳浮腫とは

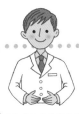

どんな脳の病変にも脳浮腫は少なからず存在します。**脳浮腫**は頭蓋内圧を高くする要因の1つです。

脳浮腫の種類も3つ

脳浮腫には、①血管性脳浮腫、②間質性脳浮腫、③細胞毒性脳浮腫があります。脳に関わる病態で脳浮腫は出現します。脳浮腫の種類は3つですが、実際には複数が合わさって脳浮腫となります。

●血管性脳浮腫

最も頻度が高いと考えられています。血液脳関門の破綻により、細胞と細胞の間で「濃度」の濃さの変化が起きて水分が移動してしまう状態です。

▼血管性脳浮腫

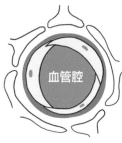

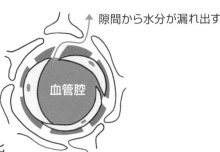

隙間から水分が漏れ出す

・血管内皮に隙間
・膜が肥厚し隙間
・星状膠細胞の膨化

脳浮腫に関連する薬

●グリセオール（一般名）：

グリセレブ、グリセノン、グリセリンFなど（商品名）

作用：血液内を「濃く」して脳内の水分を血管内に引き込み、尿として体外へ排出する。

頭蓋内圧は平均15〜20mmHg低下し、投与後2時間で頭蓋内圧が最も低くなる。作用時間は約6時間。

●D-マンニトール（一般名）：マンニットールS注射液

作用：グリセオールとほぼ同じ。

頭蓋内圧は平均15〜20mmHg低下し、投与後40〜50分で頭蓋内圧が最も低くなる。作用時間は約3時間。投与後に浸透圧差の逆転現象が起きて、脳内に水分が引き込まれるリバウンド現象を生じやすいため、緊急に手術を要する場合や脳浮腫による生命の危機状態のときに使われる。

間質性脳浮腫

　原因となるのは**水頭症**です。脳室内の髄液の産生過剰もしくは吸収障害により、脳室内から脳実質内へ髄液が漏出してしまった状態です。

▼間質性脳浮腫

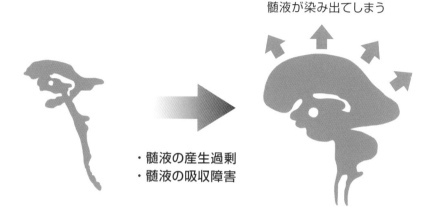

髄液が染み出てしまう

・髄液の産生過剰
・髄液の吸収障害

細胞毒性脳浮腫

　急性期、特に24時間以内の脳の障害時は主に細胞毒性脳浮腫が現れる。細胞自体の損傷により、本来、水の出入りを管轄しているポンプ機能が停止し、細胞内に水分が貯留した状態です。

▼細胞性脳浮腫

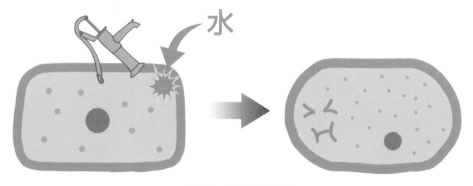

水

・イオンポンプの破綻

　24時間以内の脳の障害では**細胞毒性脳浮腫**、それ以降は血管性脳浮腫が中心になると考えられていますが、分類による対応の違いはありません。

脳浮腫のピークはおおよそ3〜5日です。つまり発症から3〜5日間が最も頭蓋内圧が高くなります。

脳と関わるバイタルサイン

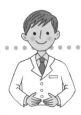

脳の損傷は呼吸に影響を及ぼし、呼吸の変化によって頭蓋内圧にも変化をきたします。

呼吸と脳の関係性

呼吸は体内の酸素と二酸化炭素のバランスをとるために行われています。体内の酸素濃度を測定するところは心臓付近（大動脈小体と頸動脈小体）にあり、二酸化炭素を測定するところは延髄にあります。また、延髄には**呼吸中枢**と呼ばれる部位があり、そこで息を吸う、息を吐くという指令を送っています。延髄の上にある橋には呼吸調節中枢があり、リズムやパターンなどをコントロールしています。特に呼吸に関しては体内の二酸化炭素濃度が重要です。

▼呼吸の中枢

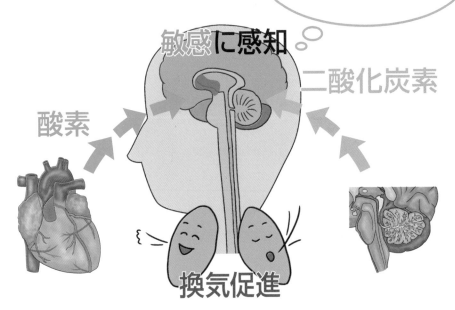

延髄にある呼吸中枢と呼ばれる部位では、息を吸う、息を吐くという指令を送っている。

敏感に感知

二酸化炭素

酸素

換気促進

▼酸素と二酸化炭素と呼吸の関係

	主な感知場所	二酸化炭素と酸素の濃度	視床下部の働き
二酸化炭素 (PaCO₂)	延髄	二酸化炭素濃度上昇	呼吸促進
		二酸化炭素濃度低下	呼吸抑制
酸素 (PaO₂)	心臓 (大動脈小体)	酸素濃度低下	呼吸促進
		酸素濃度上昇	呼吸抑制

✚ 延髄が呼吸中枢と呼ばれる理由

延髄には呼吸をつかさどる筋肉に情報を伝達する神経線維のスタート地点があります。**呼息ニューロン**と**吸息ニューロン**と呼ばれています。体内の二酸化炭素濃度や酸素濃度の情報がこの延髄にある呼吸中枢に伝わり呼吸を行っています。

さらに延髄の上部にある橋によってそのパターンやリズムを調節しています。延髄は呼吸のために休みなく働き、胡坐をかきながらただ小うるさく指示しているのが橋といえます。

▼橋は呼吸の指揮者

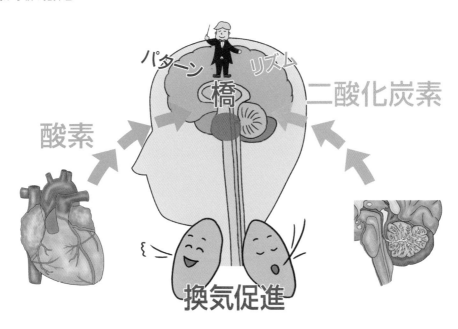

パターン　リズム
橋　二酸化炭素
酸素
換気促進

二酸化炭素は血管を拡張させる

二酸化炭素は強い血管拡張作用を持っています。体内で二酸化炭素濃度が上昇すると相対的に酸素濃度が低下します。酸素は体の活動にとって、とても重要なものですから、その酸素を多く末梢へ送ろうとして血管が拡張します。

これは生体がもともと持つ重要な機能です。ただし、ほかの血管と同様に頭蓋内の血管も拡張します。血管が拡張し血液量も増えるということですから、そのぶん頭蓋内圧も上昇します。

▼二酸化炭素の濃度と血管の拡張

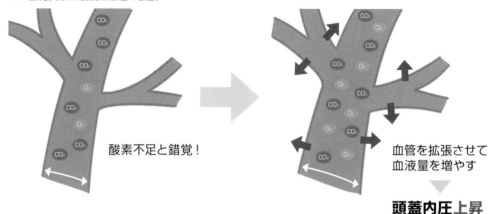

酸素不足と錯覚！

血管を拡張させて
血液量を増やす

▼

頭蓋内圧上昇

column

チェーンストークス呼吸

通常であれば体内の二酸化炭素濃度を敏感に感じ取るために異常な呼吸は出現しません。しかし、脳のダメージによって体内の二酸化炭素濃度への反応が鈍化すると、出てくる症状が**チェーンストークス呼吸**です。この呼吸は心不全の症状としても有名です。心機能の低下により循環が悪くなることで二酸化炭素や酸素の巡りが悪くなることが原因です。「チェーンストークス呼吸＝脳のダメージ」だけではなく、循環状態の変化はないか？　という視点が必要です。

血圧と脳

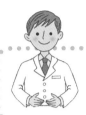

血圧と脳は密接な関係があります。病態や状態によって様々な管理方法があります。

血圧と脳の関係性

血圧には簡単な方程式があります。血圧を決定するものは、**末梢血管抵抗**と**心拍出量**です。末梢血管が拡張したら（広がれば）血圧は下がります。また、末梢血管が収縮したら（縮まれば）血圧は上がります。心拍出量は体内血液量を意味します。血液成分はほとんどが水分ですから、体内の水分量が減ると血圧は下がるし、体内の水分量が増えると血圧は上がります。

血圧をコントロールする薬は「末梢血管抵抗を上げるか？　下げるか？」「体の中の水分量を増やすか？　減らすか？」という、おおよそこの2つに関係しています。

▼血圧の方程式

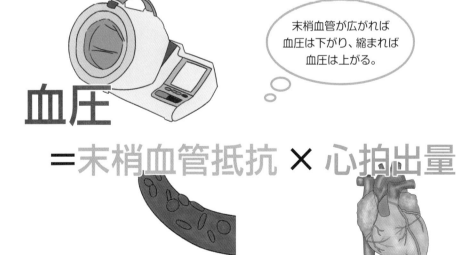

末梢血管が広がれば
血圧は下がり、縮まれば
血圧は上がる。

血圧 ＝末梢血管抵抗 × 心拍出量

血圧と脳は密接な関係

脳血管には**自動調節能**という特殊な機能があります。これは、重要な臓器である脳に与えられた、脳を守るための能力です。通常、健康な人の脳血管は多少の血圧の変動では血流が変わったりしません。しかし、脳にダメージが加わるとこの自動調節の能力が失われます。そうなると、血圧が上がれば脳血流も上がり、血圧が下がれば脳血流も下がります。

このような能力があるため、脳にダメージを受けると血圧の管理を厳重に行う必要が生じます。しかもこの血圧は「病態」や「時期」によって様々で、施設、医師によってもその考え方はいろいろです。重要なのは「やみくもに降圧しない」ことです。詳しくは脳卒中の病態のところで説明します。

▼自動調節脳

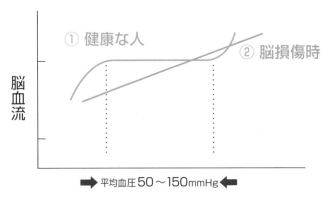

① 血圧が変動しても脳血流は一定
② 脳血流は血圧に依存

▼血圧管理と脳

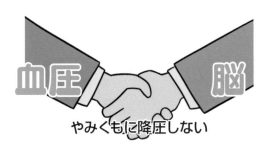

主な病態	血圧管理	備考	対応
脳梗塞	血圧低下に注意		
脳梗塞（塞栓症）		出血性梗塞に注意	降圧を図る
脳出血	ガイドラインに沿う		
くも膜下出血（術前）	降圧		
AVMによる出血	降圧	通常より低めに設定	
頭蓋内圧亢進	血圧低下に注意		必要時昇圧

体温と脳

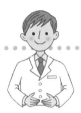

脳を守るうえで体温との関係を知ることは大変重要です。これまでの看護を振り返るいい機会となるかもしれません。

体温もやっぱり脳がコントロール

体温を決定する場所も脳の視床下部というところにあります。視床下部は自律神経の中枢であり、生命活動に欠かせない重要な場所です。私たちの体温は平均すると36.5度くらいで調整されています。生命活動をするうえで最も適した温度

に調整してくれています。この体温は「産生」と「放散」によってコントロールされています。例えば、**産生**では体の震えを起こして熱をつくり出し、**放散**では汗をかくことによって体から熱を奪います。

▼体温調整の基本

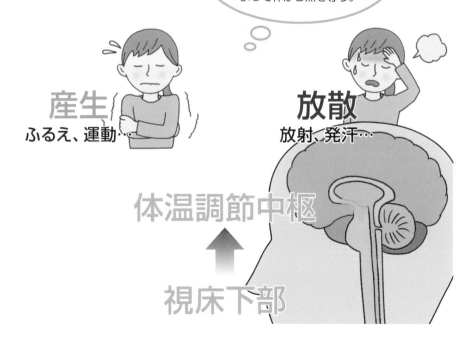

産生では、体の震えを起こして熱をつくり出し、放散では、汗をかくことによって体から熱を奪う。

産生 ふるえ、運動…

放散 放射、発汗…

体温調節中枢

視床下部

体温が脳に与える影響

通常、私たちが測定する体温は**腋窩温**です。この腋窩温は比較的、核温に近い（核温のほうが0.15度ほど高い）とされています。**核温**は体の中心の温度です。そして、脳内の温度はこの核温より1度ほど高いとされています。つまり腋窩温が36.5度だとしたら脳温は37.65度になっている

ということです。

酸素とブドウ糖をエネルギー源として活動している脳は、常に熱を放出している状態といえます。脳内を巡る血液には熱を吸収し回収する**ラジエーション（脳の冷却）**の作用もあります。

▼腋窩温と核温

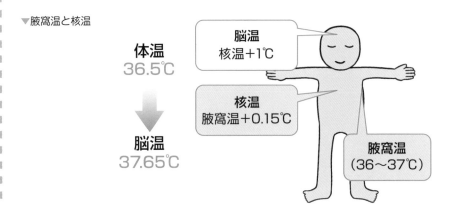

体温
36.5℃

↓

脳温
37.65℃

脳温
核温+1℃

核温
腋窩温+0.15℃

腋窩温
（36〜37℃）

体温が１度上昇すると…

体温が1度上昇すると、脳の代謝（エネルギー消費量）は6〜13％亢進します。代謝の亢進といっても想像がつきにくいかもしれません。例えば、30分のランニング、30分の平泳ぎが6〜

13％の代謝になります。代謝が亢進するということは、それだけ酸素やブドウ糖の供給が必要になるということであり、血液を多く送り込まなければならないということです。

▼体温と脳代謝

30分のランニング

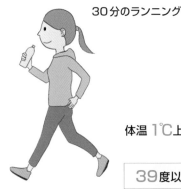

30分の平泳ぎ

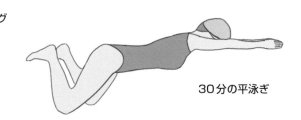

体温 1℃上昇で代謝6〜13％亢進（酸素消費）

39 度以上	脳血流や代謝を増加
42 度以上	神経障害
43 度以上	虚血脳組織の障害が増強

中枢性発熱

　視床下部にある体温調節中枢にダメージを受けると、体温の産生と放散のバランスが崩れて40度近くまで上昇します。こういった発熱は、体温を上昇させる神経伝達物質を介していないため、解熱剤の効果は得られにくいとされています（細菌などによる感染性の発熱は、神経伝達物質をブロックする解熱剤の作用により解熱がはかられます）。現在の発熱が中枢性の熱なのか、感染性の熱なのか？　の見極めは大変難しいです。

　体温は高いが四肢が冷たい、発汗がない、解熱剤が効かない、などが**中枢性発熱**の特徴的な所見です。また、前頭葉のダメージや頭部外傷の症例で過高熱を生じる可能性が高いことを指摘している文献もあります。解熱剤が効かないからといって高熱状態が持続することは脳にはよくありませ

ん。このようなときは根拠に乏しいですが、クーリングを実施するといった処置しかありません。

▼中枢性発熱

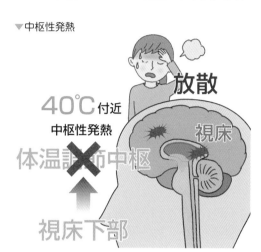

放散
40℃付近
中枢性発熱
体温調節中枢
視床
視床下部

column

抗血小板剤いろいろ

　抗血小板剤にはいろいろあります。一般的に私たちは臨床において薬の名前は商品名で覚えます。抗血小板剤で最も有名なのはバイアスピリン® です。これは商品名です。○○という製薬会社がつくった商品名ということになります。これは各製薬会社が費用をかけて開発したもので、その開発費用が薬に上乗せされた形となっています。

　開発した薬は約20年、独占して販売することができます。高い費用をかけて開発してくれるのだから当たり前ですよね。このバイアスピリン® という商品は別に**アスピリン**とも呼ばれるときがあります。このアスピリンは**一般名**です。学会などでは一般名で話されることが多いので、時間に余裕があれば一般名も頭に入れておくとよいでしょう。ちなみに「一般名」を英語ではgeneric name（**ジェネリックネーム**）と呼びます。臨床でも「ジェネリック」という言葉を聞くことが多いのですが、これは一般名という英語から来ています。「ジェネリック」＝「後発薬」というイメージですが、正確とはいえません。ちなみに後発薬の場合は、開発費用をかけずに薬をつくることができるので、薬の値段も安くすることができます。

商品名：製薬会社が名前をつけたもの
一般名：くすりの主成分のこと

排尿と脳

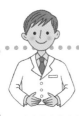

急性期では優先度が低いかもしれませんが、実は患者さんの一番の不安はここです。だからすべての看護師さんに知ってもらいたいのです。

排尿管理は「前頭葉スイッチ」と「橋」

排泄をここでは排尿と排便に分けて考えます。まずは排尿です。排尿に関わる中枢もやはり脳にあります。排尿中枢と呼ばれる部分は「前頭葉」「橋」にあります。前頭葉は尿意を感じ、排尿を許可するスイッチの役割をしています。このスイッチが押されることにより、橋へ働きかけ、排尿が行われます。「橋」は前頭葉からの指令がない限り、「排尿をしていいよ！」という刺激を下部尿路に伝えることはありません。前頭葉や橋に障害があると、正常な排尿管理ができなくなります。神経疾患によって生じる下部尿路の機能障害を総称して**神経因性膀胱**と呼びます。

▼排尿に関する中枢

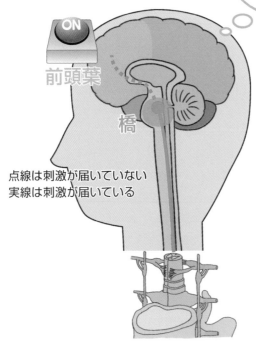

排尿に関わる中枢も脳にある。

前頭葉

橋

点線は刺激が届いていない
実線は刺激が届いている

排尿は蓄尿と排尿とで考える（蓄尿編）

まず尿は腎臓で生成され、膀胱内に溜まっていきます。前頭葉のスイッチから指示がない状態では、「橋」を通じて下部尿路へ指示が伝わらない状態であるため、膀胱を収縮させる副交感神経には刺激が伝わっていません。

つまり、膀胱は収縮するのではなく、風船が膨らむようにどんどん伸びていきます。これを**弛緩**(しかん)と呼びます。

この風船から尿が漏れないように、膀胱の出口部分に栓がされています。この「栓」は膀胱括約筋（内尿道括約筋）であり、筋肉が交感神経の支配を受けてギューッと収縮しています。

整理すると、このとき、膀胱は副交感神経が遮断されているため弛緩し、交感神経によって膀胱括約筋が収縮して漏れ出てこないようにしています。そのため、膀胱内にどんどん尿が溜まっていきます。これを**蓄尿**と呼びます。

▼蓄尿に関する中枢

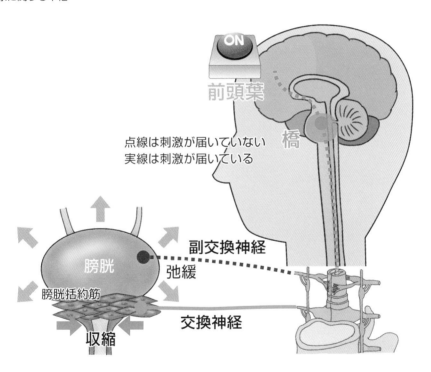

点線は刺激が届いていない
実線は刺激が届いている

ON

前頭葉

橋

膀胱

副交換神経

弛緩

膀胱括約筋

交換神経

収縮

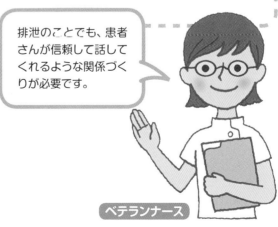

排泄のことでも、患者さんが信頼して話してくれるような関係づくりが必要です。

ベテランナース

41

排尿は蓄尿と排尿とで考える（排尿編）

　膀胱に尿がある程度溜まったら、次に排出しなければなりません。尿の貯蔵量は約300mLです。膀胱内に尿が貯留し、膀胱が大きくなったら尿意として前頭葉に伝わります。

　前頭葉の排尿中枢は信号機のスイッチの役割ですから、スイッチが押されて橋に「尿が溜まってきたので排出してください」という刺激が伝わります。すると、膀胱につながる副交感神経に刺激が伝わり膀胱が収縮します。

　また、膀胱括約筋を収縮していた交感神経が遮断されるため弛緩します。以上が排尿の仕組みです。

▼排尿に関する機序

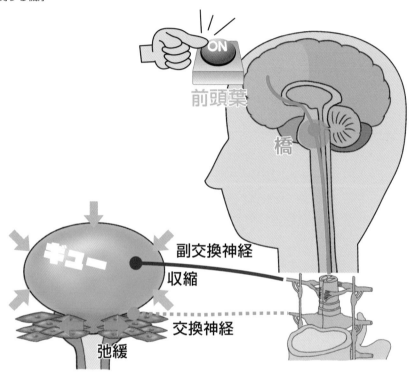

前頭葉

橋

副交換神経

収縮

交換神経

弛緩

ギュー

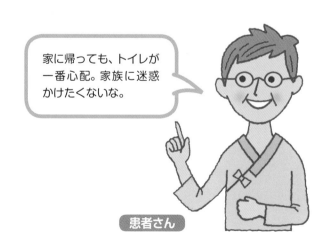

家に帰っても、トイレが一番心配。家族に迷惑かけたくないな。

患者さん

蓄尿ができないと頻尿と尿意切迫

尿意を感じて排尿の指令を出すのは前頭葉です。その前頭葉にあるスイッチが障害を受けると、橋に指示を伝えることができなくなります。

指示を受けることができない「橋」は、勝手に下部尿路へ排尿の刺激を送ってしまいます。これが、神経疾患によって生じる頻尿および尿意切迫の原因です。つまり、蓄尿ができない状態にあるということです。

▼頻尿・尿意切迫の機序

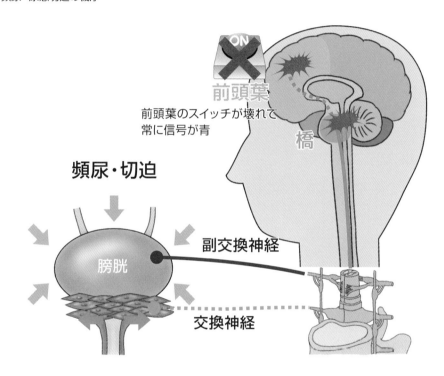

前頭葉のスイッチが壊れて
常に信号が青

頻尿・切迫

膀胱

副交換神経

交換神経

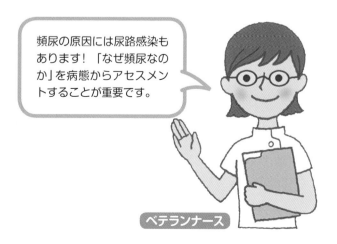

頻尿の原因には尿路感染もあります！「なぜ頻尿なのか」を病態からアセスメントすることが重要です。

ベテランナース

排尿ができないと残尿と排尿困難

前頭葉からのスイッチによって橋に「尿が溜まってきたので排出してください」という指令が伝わったとしても、橋そのものが損傷を受けていると、下部尿路に指令を伝えることができません。

つまり、排尿ができない状態になります。これを**排尿困難**と呼びます。尿は出るけれども膀胱内の尿をすべて出し切ることが困難になる場合もあります。これを**残尿**と呼びますが、これも橋からの刺激がうまく下部尿路へ伝わらないことが要因の1つです。

▼排尿困難・残尿の機序

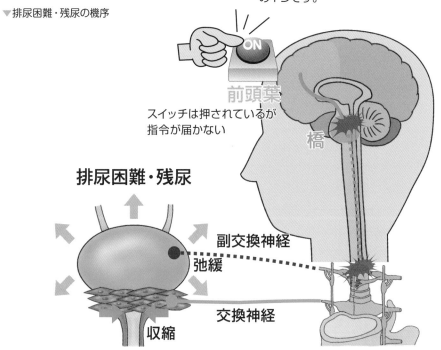

前頭葉

スイッチは押されているが
指令が届かない

橋

排尿困難・残尿

副交換神経

弛緩

交換神経

収縮

尿意を訴える患者

臨床ではトイレに頻繁に通う患者さんがいます。5分前にトイレに行ったばかりなのにまたナースコールが鳴る、という経験は誰もがすることかもしれません。そんなとき「5分前にも行きましたよ」というのは、患者さんにとっては自尊心を傷つけられる言葉です。

例えば、認知症の患者さんでは、5分前にトイレに行ったことを忘れているかもしれません。自分はトイレに行っていないのに「5分前にも行きましたよ」といわれると、患者さんはどう思うでしょうか？　また、人は気持ち悪いといった感情は記憶されるといいます。失禁すると「気持ち悪い」「迷惑をかけてしまう」という感情が、何度もトイレに行くという行動の原因になっているかもしれません。

あるいは、これまで説明してきたように下部尿路の機能障害かもしれません。必要なときには専門的治療が受けられるような配慮も必要です。

排便と脳

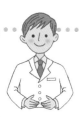

脳を損傷し、運動麻痺による活動量の低下が原因で便秘の症状を訴える患者さんも多いです。だからこそ、排便の機序を知って臨床での積極的な介入が必要です。

排便の中枢もやっぱり大脳

大脳には排便中枢があります。この排便中枢は排尿中枢と一緒でスイッチの役割をしています。もう1つ、仙髄にも排便中枢があります。仙髄から出発する神経は肛門括約筋につながり、いつも収縮しています。大脳にあるスイッチはこの肛門括約筋のスイッチです。

▼排便に関する中枢

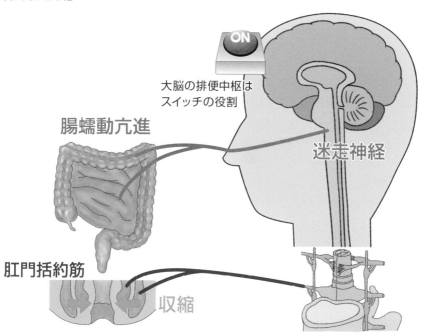

ON

大脳の排便中枢はスイッチの役割

腸蠕動亢進

迷走神経

肛門括約筋

収縮

小腸や大腸は脳神経である迷走神経の支配を受けています。迷走神経の一部は副交感神経であるため、副交感神経が刺激を受けると腸蠕動が亢進します。腸蠕動によって大腸まで運ばれた排泄物は徐々に水分を再吸収し、やがて直腸に至ります。

便が直腸を刺激して直腸内圧が高まると、その刺激が大脳の排便中枢（スイッチ）に至ります。これが**便意**です。スイッチはOffとなり、それまで収縮していた肛門括約筋が弛緩します。これが**排便の経路**です。

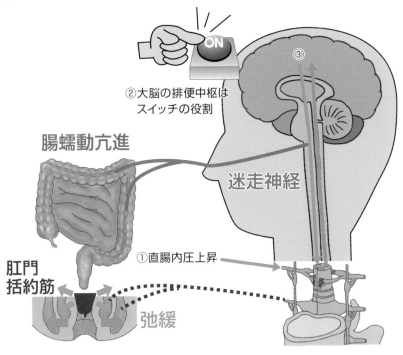

▼排便の機序

②大脳の排便中枢は
スイッチの役割

③

腸蠕動亢進

迷走神経

肛門
括約筋

①直腸内圧上昇

弛緩

脳血管疾患と便秘

脳卒中患者の便秘率は48%であり、脳卒中の中でも脳出血の患者さんの割合が多く、排便する際のいきみで血圧が上昇することがわかっています。しかし、脳卒中後の便秘に関してはあまり研究がなされていないのが現状です。

脳卒中の患者さんは降圧剤を服用することが多く、特にCa拮抗薬は平滑筋を弛緩させる作用があるため、腸蠕動も抑制されます。そのほかにも水分摂取量不足や不活動、食物繊維の不足なども関係している可能性があります。

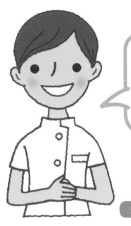

腹圧をかけると、それだけ頭蓋内圧も高くなります。だから排便のケアもとても重要です。

先輩ナース

chapter 3

脳卒中の病態

一般的な参考書に書かれていることではなく、
看護師の目線で看護師に伝わる言葉で脳卒中を解説します。
臨床で知っておきたい知識、
知っておかなければならない知識を
整理しながら学んでいきます。

脳卒中の基本

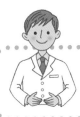

脳卒中の代表は「脳梗塞」「脳出血」「くも膜下出血」です。それぞれの見出しに注目しながら、ポイントを整理しましょう。

 ## 脳卒中は大きく3つ

　脳卒中は大きく次の3つに分けることができます。虚血性病変の**脳梗塞**、そして出血性病変の**脳出血**と**くも膜下出血**です。ここではまず脳梗塞について解説していきます。

▼脳卒中の分類

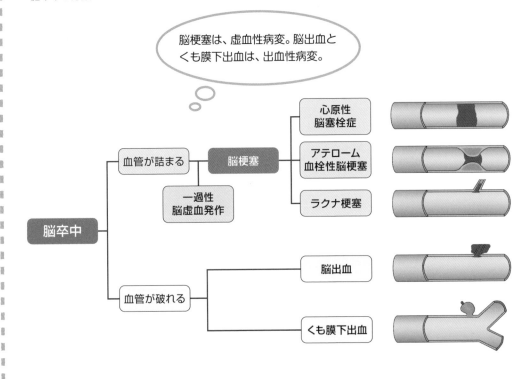

脳梗塞は、虚血性病変。脳出血とくも膜下出血は、出血性病変。

脳梗塞には３つの病型

脳梗塞は簡単にいうと、脳へ酸素や栄養（ブドウ糖）を送る血管が閉塞もしくは狭窄していることによって、血流が滞り、脳組織が死んでしまう病態です。脳梗塞には３つの病型があります。

病型というのは、その特徴的な性質をもとにした分類のことです。つまり、脳梗塞という病気はその特徴から３つに分けられるということです。その３つとは、**ラクナ梗塞**、**アテローム血栓性脳梗塞**、**心原性脳塞栓症**です。以下、それぞれの病型にはどのような特徴があるのかを解説していきます。

▼脳梗塞の分類

```
                    脳梗塞 ┄┄┄一過性脳虚血発作
           ┌──────────┼──────────┐
      ラクナ梗塞    アテローム血栓性脳梗塞    心原性脳塞栓症
```

ラクナ梗塞
（細い血管）

アテローム血栓性脳梗塞
（太い血管）

心原性脳塞栓症

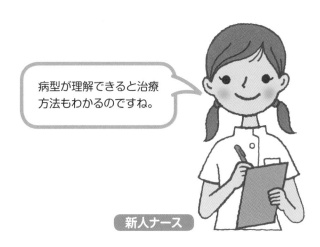

病型が理解できると治療方法もわかるのですね。

新人ナース

ラクナ梗塞

ラクナには「小さな穴」「小さな空洞」という意味があります。そこからもわかるようにラクナ梗塞は小さな脳梗塞をいいます。脳の血管は徐々に枝分かれし、脳の奥に進むころには非常に細い血管になっています。

ラクナ梗塞は直径1mm（穿通枝は100〜300 μm＝マイクロメートル）以下の血管が閉塞することで生じます。単純に考えると細い血管なので、それほど大きな脳梗塞には至りません。しかし、症状が進行する例もあり、それを**BAD**（ビーエーディー）と呼びます。ラクナ梗塞の好発部位は**放線冠**と**脳幹**です。

▼ラクナ梗塞

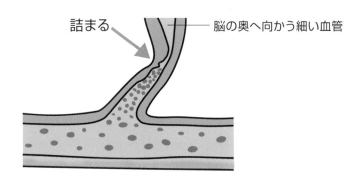

詰まる　　　　　　脳の奥へ向かう細い血管

アテローム血栓性脳梗塞

アテローム血栓性脳梗塞（アテローム血栓症）は、簡単に説明すると血管内への脂肪成分の沈着が原因で起こる脳梗塞です。アテロームは脂質や細胞の死骸などで構成されています。脂肪の沈着といわれることがありますが、正確にいうとアテロームの成分は脂肪だけではありません。

▼アテローム血栓性脳梗塞

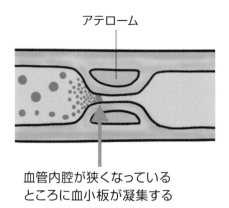

アテローム

血管内腔が狭くなっているところに血小板が凝集する

心原性脳塞栓症

心原性脳塞栓症は、心臓でできた塞栓物が血流に乗って脳に至り、脳血管で詰まってしまったものをいいます。アテローム血栓性脳梗塞より**比較的重症化**しやすいのが特徴です。

脳梗塞はこれまで説明してきたように3つの病型に分けることができます。脳梗塞の中ではラクナ梗塞が最も多い病型ですが、アテローム血栓性脳梗塞も心原性脳梗塞もおおよそ1/3ずつと考えるとよいでしょう。

▼心原性脳塞栓症

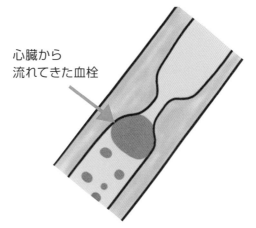

心臓から
流れてきた血栓

「血栓性」（脳梗塞には3つの発生機序①）

血栓性とは字のとおり血栓が原因で脳梗塞になったことをいいます。**血栓**は「血の塊」をイメージしますが、正確にいうと**血小板の塊**のことです。血小板は体の中で止血の働きをしています。この血小板が血管を閉塞させて脳梗塞になってしまうことを「血栓性機序で脳梗塞に至った」と表現できます。

▼脳梗塞の発生機序（血栓性）

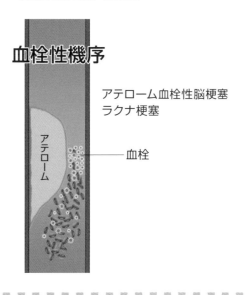

血栓性機序

アテローム

アテローム血栓性脳梗塞
ラクナ梗塞

血栓

「塞栓性」（脳梗塞には３つの発生機序②）

塞栓性とは何らかの異物が血管を塞いでしまったために脳梗塞になったことをいいます。何らかの異物と表現しましたが、何らかの異物には「血の塊」「血小板の塊」「脂肪の塊」が考えられます。「血栓性」と「塞栓性」は同じであるように考えがちですが、まったく違うのでのちほど解説します。

▼脳梗塞の発生機序（塞栓性）

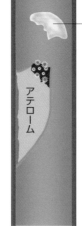

塞栓性機序

—— 塞栓物

心原性脳梗塞
アテローム血栓性脳梗塞
ラクナ梗塞

アテローム

「血行力学性」（脳梗塞には３つの発生機序③）

血行力学性とは、脳への血流が少ないために、血管の末端部まで十分に血液が送られないことが原因で壊死を生じたものです。通常だと血液が届けづらくなると、自動的に血管を拡張したり、血圧を上昇させたりして脳の奥のほうまで血流が行き届くようにしてくれます。しかしながら限界を超えると、太い血管の場合は問題ありませんが、遠くの血管まで血液を届けることができなくなります。これを**血行力学性機序**と呼びます。

▼脳梗塞の発生機序（血行力学性）

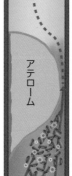

血行力学性機序

—— 血流が乏しい

アテローム血栓性脳梗塞
ラクナ梗塞

アテローム

狭くなった血管の中は水を撒くホースと一緒

血管の内腔が狭窄すると、そこを通る血液はどうなるでしょうか？　イメージしてほしいのは、庭の水撒きをするときのホースです。通常の水流では、水は遠くまで届きません。

しかし、ホースの先端を押しつぶすと水の勢いが強くなり、遠くまで水を撒くことができます。血管の中もこのような状態になっていることが想像できます。なぜこのような状態が悪いのでしょうか？

押しつぶされたホースの先端からは、勢いを増した水が流れ出てきます。血液も一緒です。アテロームによって狭くなった血管内腔を通る血液の勢いは急に増すものと考えられます。これは血管エコーの検査を見るとよくわかります（次ページの血管エコーを参照）。

▼狭窄している血管内 (イメージ)

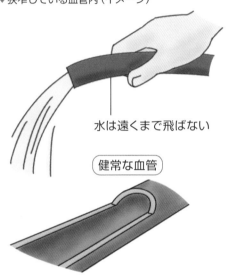

水は遠くまで飛ばない

健常な血管

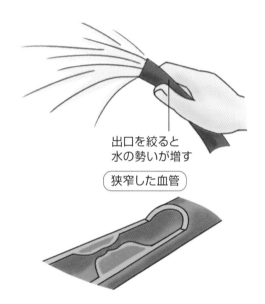

出口を絞ると
水の勢いが増す

狭窄した血管

脳梗塞発症の機序も3つです。
特に塞栓と血栓の違いに注目
しましょう。

先輩ナース

血管エコーではこの数値に注目する！

　血管エコーでは何がわかるのか？　アルファベットが書かれているけれどよくわからない、という声を聞きます。ここでは簡単に説明していきます。

　・IMC：intima-media complex ：内膜中膜複合体
　・IMT：intima-media thickness：内膜中膜複合体厚

▼内膜中膜複合体

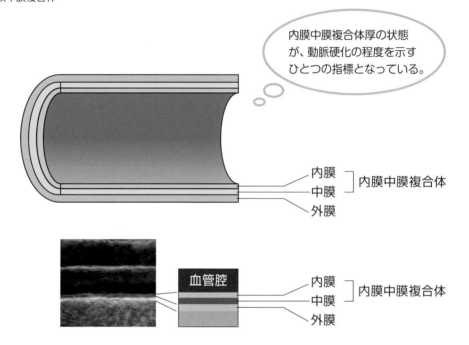

内膜中膜複合体厚の状態が、動脈硬化の程度を示すひとつの指標となっている。

内膜
中膜　} 内膜中膜複合体
外膜

血管腔

内膜
中膜　} 内膜中膜複合体
外膜

　IMCは血管の内膜、中膜、外膜の中で内膜と中膜のことを指しています。その肥厚具合を測定したものが、**IMT：内膜中膜複合体厚**です。このIMTの正常値は1.0mm以下で、1.1mm以上を示すものを異常肥厚と判断しています。このような肥厚の状態が動脈硬化の程度を示すひとつの指標となっています。このIMTですが、年齢を重ねると当然ながら徐々に厚くなっていきますので、年齢に応じてその正常値の基準も変化します。

▼IMTの年代別基準値

年齢	20〜29	30〜39	40〜49	50〜59	60〜69	70〜
IMT上限値	≦0.7mm	≦0.8mm	≦0.9mm	≦1.0mm	≦1.1mm	≦1.2mm

早期動脈硬化研究会ホームページ「maxIMTに基準値」
http://www.imt-ca.com/contents/e12.html（2020年1月30日閲覧）

PSV：収縮期最高血流速度

PSV＊は、収縮期における最高血流速度のことをいいます。この血流速度が高い値を示すと、血管が狭窄していると判断されます。

▼PSVの正常値

総頸動脈	90±20
内頸動脈	63±20
椎骨動脈	56±17

流れが速くなるとストレスを受ける！

　ここからは血小板に焦点を絞ります。血管の内腔が狭くなった場所を血液が通ると、大きなストレスを受けます。これを**ずり応力**と呼びます。血液の中の血小板に大きなストレスがかかると、丸いツルツルしたイメージの血小板から数本の手が出てくるようになります。これを**血小板の活性化**と呼びます。

　血小板が活性化されると、血小板同士が互いにくっついてしまいます。手をつなぐようなものです。血管の内腔が狭くなっていて、血小板が常にストレスを受けている状態にあると、血小板が活性化されているため、次から次へと血小板がくっつき合ってしまいます。これを**凝集**と呼びます。血小板の凝集が進み、狭くなった血管内腔が閉塞してしまった状態をアテローム血栓性脳梗塞の**血栓性機序**と呼びます。

▼血管内のストレス（イメージ）

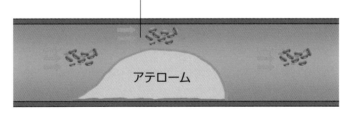

血流が速い＝ストレス大きい

アテローム

覚えるのはまだまだあとで十分！余裕があったらここに戻ってくるのよ！

ベテランナース

＊**PSV** peak systolic velocityの略。

アテロームがある部分の血管細胞

　私たちが日ごろ手にする金属類も、手入れをせずに雨にさらしているとサビついてしまいます。実はこのサビつきはアテローム内にも起きています。これを**酸化**といいます。

　酸化することは体にとって「毒」だということを認識する必要があります。この毒は周囲の細胞も傷つけてしまいます。私たちの体はたとえ傷がついたとしても自然に修復されていきますよね。傷ついた血管も同様に血小板が凝集し、修復されていきますが、サビもどんどん広がっていくのです。

▼血小板の活性化

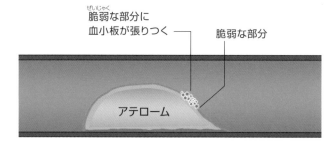

脆弱（ぜいじゃく）な部分に
血小板が張りつく

脆弱な部分

アテローム

　修復に修復を重ねていくわけですから、完全に治癒するところまではたどり着きません。アテロームが沈着している血管の中には小さな**血小板のかさぶた**が常に存在している状態なのです。

　この**かさぶた**がある日剥がれて、脳の血管を閉塞することをアテローム血栓症の**塞栓性機序**と呼びます。剥がれたものが大きければ太い血管が詰まってしまいます。

▼かさぶたがある日剥がれて流れていく

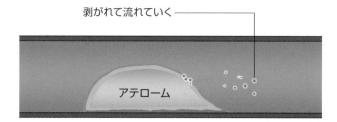

剥がれて流れていく

アテローム

　また、剥がれたものが細かく散らばってしまえば、小さな脳梗塞がいたるところにできてしまいます。

▼かさぶたの破片が流れてきてできた

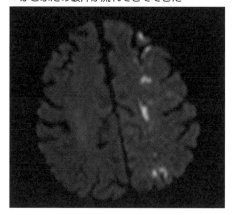

アテローム血栓症の治療

アテローム血栓症には「血栓性」「塞栓性」「血行力学性」の3つの発生機序があります。

血栓性機序は狭くなった血管内腔に血小板が凝集することで起きる脳梗塞。塞栓性機序は血管内腔の傷がついている部分に凝集した血小板が剥がれ落ちる、または、アテロームそのものの崩壊によることが原因で起こる脳梗塞。血行力学性機序は血管内腔が細いことにより、血流が脳の奥のほうまで届かなくなることが原因の脳梗塞でした。これらのアテローム血栓症の治療には**抗血小板剤**が使用されます。

ここで注目したいのが「アテロームそのものの崩壊によることが原因の脳梗塞」です。これに関して、血小板は関係ないですから、抗血小板剤を使用しても効果はないのでは？ と考えられますが、このアテローム血栓症の場合、血小板の凝集によるものが病態の中心であることから、抗血小板剤が臨床では使用されています。

服用している抗血小板剤が患者さんごとに違うのは

臨床で覚えておく必要がある抗血小板剤を表にしました。

▼代表的な抗血小板剤

一般名	商品名	効果消失までの期間	手術前の中止時期
アスピリン	バファリン81mg錠 バイアスピリン	7〜10日	7〜10日前
シロスタゾール	プレタール	2〜3日	3日前
塩酸チクロピジン	パナルジン	10〜14日	10〜14日前
クロピトグレル硫酸塩	プラビックス	10〜14日	14日前

●アスピリン
（商品名：バイアスピリン）

抗血小板剤としては標準的な薬です。薬の値段も安く、脳卒中ガイドラインではエビデンスレベルが最も高い薬です。困ったときのアスピリンです。

●シロスタゾール
（商品名：プレタール）

アスピリンに比べて脳卒中再発率や脳出血となるリスクも低いという研究結果があります（CSPS2試験）。シロスタゾールは抗血小板作用に加えて血管拡張作用もあるのが特徴ですが、一方ではその特徴から動悸や頭痛の副作用がみられることがあります。

これらの抗血小板剤を服用しているときに手術を行わなければならない場合、出血のリスクを抑えるために抗血小板剤の服用を中止しなくてはなりません。中止時期は使用中の抗血小板剤によって少しずつ違います。

手術のことばかり考えていると、抗血小板剤を内服している事実を忘れがちになるので注意が必要です。抗血小板剤の休薬期間に関しては、ガイドラインをもとにそれぞれの施設で決められていることもありますので、それぞれ確認が必要になります。

●クロピトグレル硫酸塩
（商品名：プラビックス）

研究によりアスピリンよりも効果が高いと示された抗血小板剤です。特に脳卒中のハイリスクな患者さんに使用されています。ただし、薬の値段は少しばかり高くなっています。

抗血小板剤を内服している患者さんは、ケアの中で出血傾向にないかを確認します。

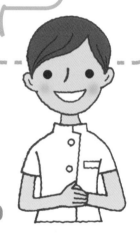

先輩ナース

DAPT＊療法（ダプト）とSAPT＊療法（サプト）

DAPTとは、抗血小板剤を2剤服用する方法です。DAPTの「D」はDualの「D」です。つまり「2」。2剤服用するとそのぶん出血リスクは高まりますが、脳梗塞の再発を低下させるということがわかっています。DAPT療法で使用する抗血小板剤はアスピリンとクロピトグレルです。この療法は、この2剤内服の有効性を研究した結果から生まれました。

SAPTの「S」はSingleの「S」です。つまり「1」。抗血小板剤を1剤内服する治療法をいいます。

＊ **DAPT**　dual antiplatelet therapyの略。
＊ **SAPT**　single antiplatelet therapyの略。

DAPTに関すること

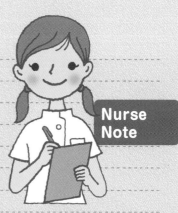

Nurse Note

　DAPT療法は、再発リスクを低下させる一方で出血リスクを高めます。私たちは2剤内服するメリットとデメリットを理解しておく必要があります。その理由の1つ？　に医師の多忙があると考えています。DAPTが行われるべき時期は本当に急性期の期間であって、急性期の中でもとてもわずかな時間です。

　しかし、臨床ではそれが見過ごされ、1か月を過ぎても2剤服用が行われていることがあります。医師も忘れてしまうのではないかと思います。私たち看護師はそこにもチェックを入れる必要があります。必要であれば「先生、抗血小板剤の2剤併用はいつごろまで行う予定ですか？」と医師に問わなくてはなりません。

---

column

抗血小板や抗凝固剤の「抗」という字

　抗血小板剤や抗凝固剤など、薬には「抗」という字がつくものが多いように感じます。「抗う」と書いて「あらがう」と読みます。「あらがう」は抵抗する、逆らう、犯行するという意味があります。とすると、抗血小板剤は「血小板に逆らう薬」だと言い換えることができます。抗凝固剤は凝固に逆らうですから、凝固しないという意味です。漢字の意味がわかると、薬への理解も進むかもしれませんね。

心原性脳塞栓症

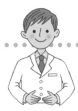

心原性脳塞栓症は、塞栓物が脳の血管に詰まることによって発症します。それでは、この塞栓物とはどこから来るものなのでしょうか？

心原性脳塞栓症の塞栓物

すでに説明してきたようにアテローム血栓症の塞栓性機序では、血管内腔のアテローム沈着部分に付着した血小板が原因でした。

アテローム血栓症の場合、塞栓物はどこから来るもの？　と聞かれたら、「血管から」と答えることができればおおよそ正解といえます。心原性脳塞栓症の塞栓物は「心臓から」が正解になります。それでは次に、心臓ではどのようにして塞栓物ができるかを説明していきます。

▼心原性脳塞栓症

脳の血管に心臓から来た塞栓物が詰まることによって、心原性脳塞栓症が発症する。

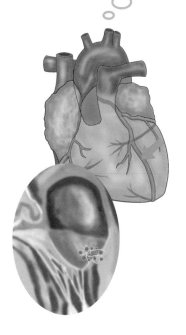

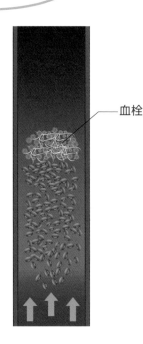

血栓

なぜ心臓で塞栓物ができるのか？
心原性脳塞栓症は不整脈が原因！

心臓で塞栓物ができてしまう大きな原因は不整脈です。不整脈の中でも心房細動がその原因です。**心房細動**は、心臓の4つの部屋のうち、**心房**と呼ばれる場所がピクピクと痙攣を起こしている状態ということができます。心臓には弱い電気が流れて、その刺激によって規則的に動いています。

しかし、その電気刺激が乱れて心房を不規則に動かしてしまうと、心臓は正しい収縮と拡張の動きができなくなります。いわばこの心房の痙攣が塞栓物を生み出します。

▼不整脈（心房細動）

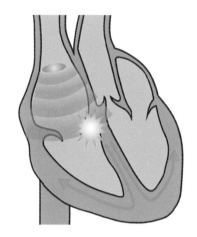

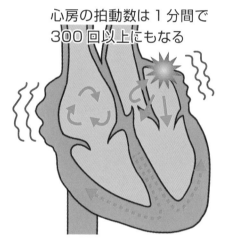

心房の拍動数は1分間で300回以上にもなる

正常

心房細動

心電図モニターだけはなくて、日常の検脈も大事です。

先輩ナース

心房の左心耳

後述のVirchow（ウィルヒョウ）3徴候から考えると、血流が滞り、血管壁に異常があるといった要因によって血液が凝固しやすくなります。ですが、いくら心房がピクピクと痙攣しているといっても、心臓は収縮しているわけだし、血流が滞ることはないと思いませんか？　実は心房の痙攣だけに問題があるのではなく、左心房に付随している**左心耳**と呼ばれる部位が問題です。

▼左心耳

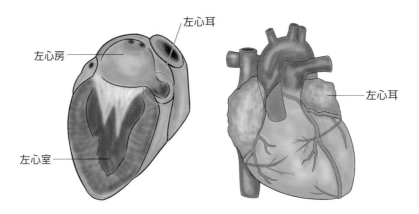

左心耳

左心房

左心耳

左心室

左心耳は袋状の窪みのような組織ですが、その役割はあまりわかっていません。もしかするといらないのかもしれません……。左心耳のイメージは滝の奥にある洞窟です。滝から流れる水の流れが堰き止められると、あふれた水がこの滝の裏側にある洞窟に流れ込みますよね。

心房が痙攣を起こし（心房細動）、収縮と拡張が規則的に行われなくなると、心房の内圧が高まります。これにより心房内に血液が停滞してしまいます。特に心房内の窪みとなっている左心耳には血液が停滞しやすくなってしまいます。つまり血流がなくなってしまいます。このことが血液を凝固させてしまう原因です。

▼心房細動と心房内圧

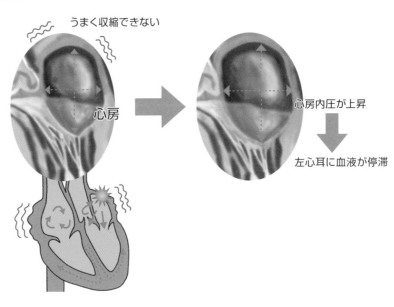

うまく収縮できない

心房

心房内圧が上昇

左心耳に血液が停滞

これまでの主役ワルファリンに代わるDOAC

臨床では血液をサラサラにする薬と表現しますが、抗凝固剤は血液が凝固するのを防ぎます。抗凝固剤として最も有名なのが**ワルファリン**です。ちなみにワルファリン（ワルファリンカリウム）は一般名で、ワーファリンが商品名です。ワルファリンに関しては商品名よりもこの一般名で呼ぶことが多いかもしれません。

DOAC（ドアック、direct oral anticoagulants）は、**直接経口抗凝固薬**と呼ばれるものです。DOACは比較的新しい抗凝固剤です。従来の主役であるワルファリンは、個人によって効果が違う、食品を制限しなければならない、内服薬の飲み合わせのよくないものが多い、などが欠点でした。

一方のDOACはワルファリンと異なり、定期的な採血を行うなど患者さんに苦痛を与える検査がない、という特徴があります。しかし、DOACも完璧ではありません。腎機能や体重による用量調節が必要などといった注意すべきポイントもあります。

▼国内で販売されている4種類のDOACおよびワルファリンの特徴

一般名	商品名	容量（通常量）	半減期
ダビガトラン	プラザキサ	150mgを1日2回	12〜14時間
リバーロキサバン	イグザレルト	15mgを1日1回	5〜13時間
アピキサバン	エリキュース	5mgを1日2回	8〜15時間
エドキサバン	リクシアナ	60mgを1日1回	10〜14時間
ワルファリン	ワーファリン	1日1回(INR値により増減)	40時間

●DOACの覚えておくべき簡単なメリットとデメリット

メリット

・頭蓋内出血の頻度が少ない。
・定期的な検査がなく、用量を調整する必要がない。
・服用したらすぐに効果が出始める。
・食事制限がない。
・他の薬と併用しても影響が少ない。

デメリット

・腎機能障害のある患者さんには使いにくい。
・DOACの中でも消化管出血が多い薬がある。
・薬価が高い。

心原性脳塞栓症の特徴は重症化しやすいこと？

心臓でできた塞栓物が、突然、脳血管を閉塞させることが心原性脳塞栓症の原因です。注目してもらいたいのはこの「突然」という言葉です。

アテローム血栓症の場合は、血管内がアテロームにより徐々に狭くなっていきます。アテロームは長い年月をかけて徐々に沈着していくので、血管内の狭窄化も徐々に進行していきます。

狭窄化していく中で、その先（狭窄化している血管以降）の血流が細くなっていきます。血流が細くなると、それを補うために周囲の血管が発達するようになります。これを**側副血行路**と呼びます。

▼アテローム血栓症の特徴

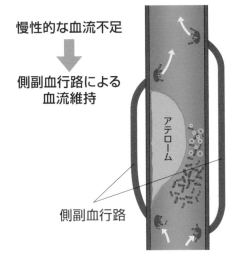

慢性的な血流不足

↓

側副血行路による
血流維持

アテローム

側副血行路

アテローム血栓症の場合、本体である血管が閉塞したとしても、長い年月の中で発達した側副血行路によってある程度の血流が維持されるようになります。一方で心原性脳塞栓症ですが、ある日突然、心房でできた血栓が脳血管を閉塞させます。ある日突然なので、側副血行路が発達しているわけではありません。

したがって、本体の血管が閉塞すると、他の血管から血流が補われることがありません。そのため、血流がまったくなくなり、急激に脳が**腫脹**＊してしまいます。

▼心原性脳塞栓症の特徴

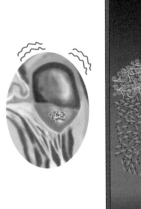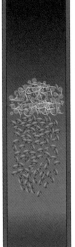

急激な閉塞

↓

重症化

＊**腫脹** 脳浮腫の症状が出ること。脳浮腫については30ページを参照。

心原性脳塞栓症に使用される？　ヘパリンの作用

　心原性脳塞栓症に関する抗凝固療法の主役として、これまで長い間ワルファリンが使用されてきました。しかし、このワルファリンのデメリットの1つとして、効果が出るまでの時間が長いことがありました。

　ワルファリンの効果が出始めるまでの期間に行われる治療方法として、ヘパリンの静注療法が行われていました。抗凝固療法の1つとしての**ヘパリン静注療法**は、脳梗塞の再発を予防するものとして根拠はあるものの、出血リスクを上昇させることから、近年はあまり支持されていません。

　しかし、施設によっては再発予防のために、血圧などに注意しながら行われているところもあるのが現状です。

ヘパリンが効果を示す機序

　ヘパリンは即効性が高く、半減期＊が短い抗凝固薬です。ワルファリンとは作用経路が違います。ヘパリンはアンチトロンビン（AT Ⅲ）と結合します。トロンビンは血液凝固の最後の過程に関わります。

　つまりトロンビンは血液を凝固させる役割があります。アンチトロンビンのアンチとは「対抗」「反対」という意味ですので、トロンビンに対抗する物質ということになります。

　出血するということは血管に穴が空くということです。その血管の穴を塞ぐことを止血というのですが、これには、皆さんも学生時代に学習したように、**血液凝固**の作用が関わります。この凝固によって穴が塞がると、そこで凝固の役割は終了するのですから、凝固の過程にストップを命じる必要があります。

▼ヘパリンの働き

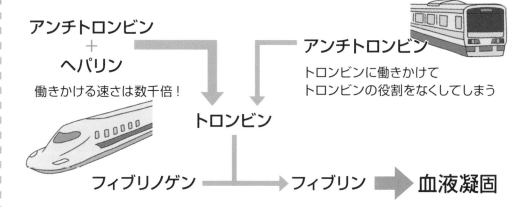

アンチトロンビン
＋
ヘパリン
働きかける速さは数千倍！

アンチトロンビン
トロンビンに働きかけて
トロンビンの役割をなくしてしまう

トロンビン

フィブリノゲン　→　フィブリン　➡　血液凝固

　その役割をするのが**アンチトロンビン**です。ヘパリンはこのアンチトロンビンの役割を強く（速く）する機能があります。普通のアンチトロンビンであれば、凝固の過程にストップを命令するのが遅いのですが、ヘパリンが結合することによってその命令が速くなります。たとえていうなら、アンチトロンビンが普通の電車だとしたら、ヘパリンとアンチトロンビンが結合することによって新幹線に変化するということです。

＊**半減期**　薬の成分の血中濃度が半分にまで減る時間のこと。

ラクナ梗塞

　穿通枝と呼ばれる、脳の深部に向かう極めて細い血管が閉塞することで生じる脳梗塞を**ラクナ梗塞**と呼びます。とても細い血管が閉塞するので、梗塞の大きさも小さいものとなります。1.5cm以下の脳梗塞を**ラクナ梗塞**と呼んでいます。

　穿通枝と呼ばれる細い血管はどこを栄養するのか？　というと主に視床、尾状核、内包、被殻、淡蒼球です。脳幹部も細い血管によって栄養されているので、脳幹部もラクナ梗塞の好発部位となります。

▼ラクナ梗塞

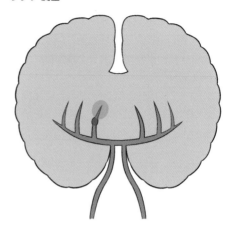

バッドとは読まないBAD

　ラクナ梗塞が1.5cm以下の脳梗塞なら、**BAD** ＊（ビーエーディー）は1.5cm以上の穿通枝領域の脳梗塞を指します。脳の奥のほうへ向かう穿通枝が閉塞するという点ではラクナ梗塞と変わりませんが、その穿通枝の入口が閉塞したものがBADといえます。

　血管が根元で閉塞する病態（BAD）と血管の先端部で閉塞する病態（ラクナ梗塞）を考えると、血管の根元で閉塞するほうが大きな脳梗塞になる、と理解することができます。

▼BAD（イメージ）

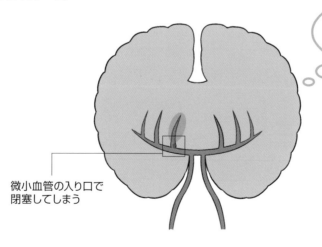

血管の根元で閉塞すると大きな脳梗塞になる。

微小血管の入り口で閉塞してしまう

＊**BAD**　branch atheromatous diseaseの略。

ラクナ梗塞の治療

　ラクナ梗塞の治療は、その発生機序から考えて抗血小板療法が選択されています。抗血小板剤の中でもラクナ梗塞に対して再発抑制の効果があったとされる薬はシロスタゾールでした。

　よって、臨床では第1選択薬として、ラクナ梗塞ではシロスタゾールが選ばれています。ただし、シロスタゾールには血管拡張作用があることから頭痛や動悸の副作用がみられる場合があり、その場合には違う抗血小板剤が使用されます。

Virchow 3徴候

　心臓で生み出される塞栓物の正体は何か？　というとそれは**血栓**です。アテローム血栓症の「血栓」は凝集した血小板でしたが、ここでいうところの血栓は「血の塊」です。この違い（静脈血栓と動脈血栓）はのちほど説明します。

　血が固まる要因には「血流」「血管壁」「血液成分」の3つがあることを提唱したのがVirchow（ウィルヒョウ）博士です。だから**Virchow（ウィルヒョウ）3徴候**ですね。この考えは血液凝固を考えるうえで現在も基本的には変わりません。脳梗塞の病態を学習していくと必ずこの3徴候が出てきます。この3徴候を頭に入れながら、心房細動で塞栓物ができるのか？　を考えます。

▼Virchow 3徴候

血栓形成

3大誘発因子
・血流の停滞
・血管内皮の障害
・血液凝固能亢進

血流

血栓形成

血液成分

血管壁

脳出血は全部で５つ。その部位が重要

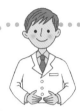

前述のとおり、脳卒中は大きく３つに分けることができます。出血性病変の脳出血とくも膜下出血、虚血性病変の脳梗塞です。ここでは出血性病変の中でも脳出血について解説していきます。

脳出血の起こる５つの部位

脳出血といったら５つを思い浮かべるとよいでしょう。その頻度はおおよそ「皮質下出血」10％、「被殻出血」40％、「視床出血」30％、「小脳出血」10％、「脳幹出血」10％です。

▼脳出血の部位別割合

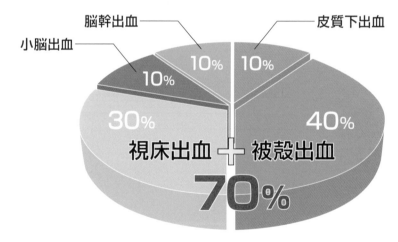

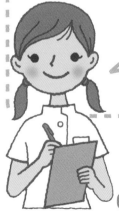

脳出血のほとんどが視床と被殻で起きているんですね。

新人ナース

脳出血の原因は高血圧

脳出血は文字どおり、脳の中で出血することをいいます。そのため**脳内出血**ともいったりします。出血性病変のうち、**くも膜下出血**はくも膜の下にある血管が出血します。

何が違うのか？　というと、脳出血は脳の中に入り込んだ血管が出血し、くも膜下出血は脳の中へ入り込む前の太い血管が出血する、と考えるとよいでしょう。

この脳出血の原因はずばり高血圧です。入浴やトイレ、起床時など血圧の変動が大きいときに発症しやすい傾向があります。

▼脳出血

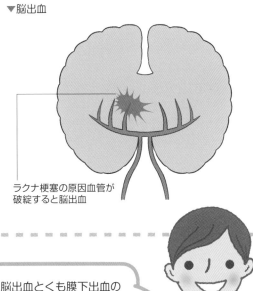

ラクナ梗塞の原因血管が破綻すると脳出血

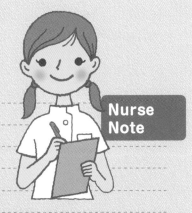

脳出血とくも膜下出血の違いはわかったかな？

先輩ナース

若年者の皮質下出血といえば脳血管異常

高齢者の皮質下出血といえばアミロイドアンギオパチー。

脳出血の最大の原因は高血圧です。しかし、この皮質下出血だけは、高血圧が原因とはいえません。皮質下出血という診断を受けたなら、まずは年齢に注目してください。それが若い人なら高血圧が原因の出血ではないかもしれません。一般的には脳動静脈奇形が考えられます。脳動静脈奇形が考えられる場合は、血圧が高くなくても出血するので、厳重な血圧管理が必要となります。医師に血圧管理の数値を必ず確認するようにします。また通常、脳出血の原因が脳動静脈奇形によるものか？　を診断するため血管造影が行われます。

Nurse
Note

若い人の皮質下出血は脳血管異常

通常、脳血管は太い動脈から徐々に細くなっていきます。眼には見えないくらい細い血管となります。各細胞に栄養や酸素を送り届けたあと、赤血球やヘモグロビンなどの血液成分は、川の支流が徐々に太い川になっていくように静脈を形成して心臓に帰ってきます。

大まかに動脈➡毛細血管➡静脈という構造をしていますが、その途中で動脈から静脈に直接つながる血管があります。これを**脳動静脈奇形**と呼びます。異常な血管は塊になっており、この塊を「ナイダス」と呼びます。

本来であれば、血管にかかる圧が低くなり、やがて静脈へと注ぎますが、脳動静脈奇形では高い圧のままで静脈に注ぐため、通常の血圧でも血管が耐え切れず、ある日突然出血してしまいます。

▼脳動静脈奇形

通常の毛細血管

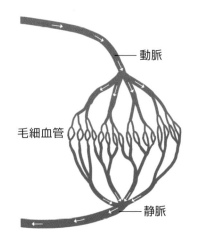

動脈

毛細血管

静脈

脳動静脈奇形

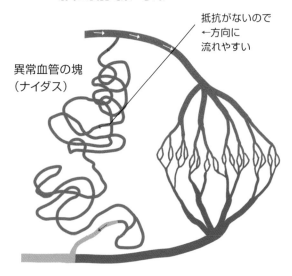

抵抗がないので
←方向に
流れやすい

異常血管の塊
（ナイダス）

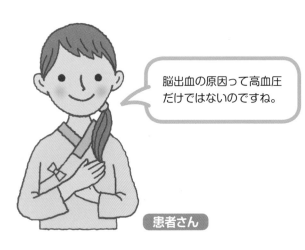

脳出血の原因って高血圧だけではないのですね。

患者さん

70

被殻出血は 30mLが鍵

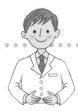

被殻は主に運動調整の仕事をしています。**被殻出血**は脳出血の中で40%を占めています。被殻は内包を挟んで外側にあります。

脳卒中治療ガイドライン

脳卒中治療ガイドラインでは、31mL以上の出血で開頭血腫除去術の適応となっています。このため、被殻出血では血腫量が何mLか？　に注目する必要があります。ただし、出血量が31mLを超えているとしても、意識障害や麻痺が軽度であれば、手術をしない場合もあります。これは各病院で決められているガイドラインがあるかもしれませんので、確認しておくとよいでしょう。脳卒中治療ガイドラインはあくまでも一般的な目安でしかありません。

▼被殻出血ガイドライン

被殻出血	急性期の治療としての血腫除去術は、科学的根拠がないので勧められない（グレードC2）。血腫の脳室内穿破を伴う場合、脳室拡大の強いものには脳室ドレナージ術を考慮してもよい（グレードC1）。

「脳卒中治療ガイドライン2015 [追補2017]」（編集：日本脳卒中学会）

被殻って何？

被殻って何するところ？　と聞かれたら、「運動を調整」するところ！　そして、必要な情報を伝達するためのフィルターの役割を担っている場所、と答えるとおおよそ正解です。被殻には様々な神経が出入りしており、被殻とその周りの尾状核を合わせて**線条体**と呼びます。線条体の「線」は神経線維が線のように見えるからだといわれており、大脳のあらゆる部分と連携を取り合っています。

▼被殻と尾状核の位置

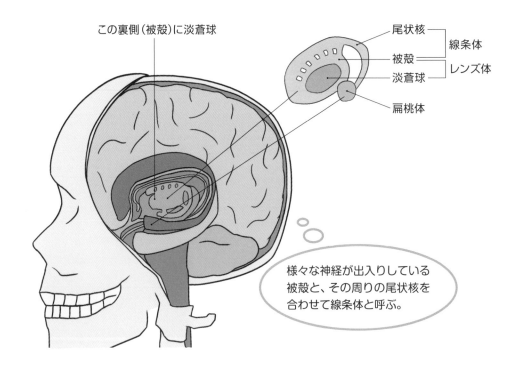

この裏側（被殻）に淡蒼球

尾状核 ┓
　　　　┣線条体
被殻 ┓ ┛
　　　┣レンズ体
淡蒼球 ┛

扁桃体

様々な神経が出入りしている
被殻と、その周りの尾状核を
合わせて線条体と呼ぶ。

　被殻には大きく2つの経路が存在しています。1つの経路は間接的経路、もう1つの経路は直接的経路です。

　例えば、腕を曲げるとします。

▼被殻の働き

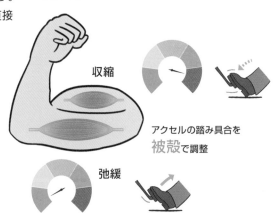

収縮

弛緩

アクセルの踏み具合を
被殻で調整

　簡単に考えると、上腕二頭筋が収縮することで腕が曲がります（当然ですが、上腕二頭筋だけで腕が曲がるのではなく、様々な筋肉が作用しています）。しかし、上腕二頭筋を収縮しようとする力が発生する一方で、収縮しない力も発生しています。

　一見簡単そうなこの動きですが、とてつもない「**促進（促通**＊）」と「**抑制**」のバランスによって動いています。必要な動きを行うために数多くの不必要な動きに対してこの被殻を含む線条体によってフィルターがかけられ、不純物が取り除かれてスムーズな動きとなっています。収縮する力が**促進**、収縮しない力が**抑制**です。

＊**促通**　複数の刺激を加えるとその効果が大きくなる現象。

視床出血は脳室穿破に注意が必要

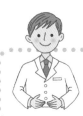

視床もまた出血の好発部位です。しかし、開頭し出血を取り除くことはできません。それは、視床が位置的に錐体路の内側にあるからです。

脳室穿破

視床は主に感覚の中継地点の仕事をしています。**視床出血**は脳出血の中でも30%を占めます。視床は内包を挟んで内側にあります。また、視床は第3脳室の両脇にあることから、視床が出血すると、その血液が脳室へ流れ込むことがあります。これを**脳室穿破**（せんぱ）と呼びます。脳室に血液が流れ込むことで水頭症を併発すると、脳室ドレナージの適応になります。

▼視床と第3脳室の位置関係

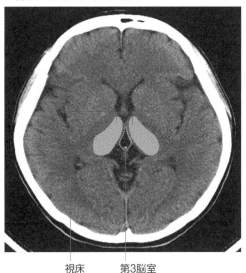

視床　　　第3脳室

▼視床出血ガイドライン

視床出血	急性期の治療としての血腫除去術は、科学的根拠がないので勧められない（グレードC2）。血腫の脳室内穿破を伴う場合、脳室拡大の強いものには脳室ドレナージ術を考慮してもよい（グレードC1）。

「脳卒中治療ガイドライン2015 [追補2017]」（編集：日本脳卒中学会）

水頭症

　水頭症は、髄液が脳内に異常に貯留した状態といえます。水頭症には交通性水頭症と非交通性水頭症の2つがあります。視床出血による脳室穿破が原因で、水頭症を生じた場合、これを**非交通性水頭症**と呼びます。髄液の通り道が閉塞することによって、髄液の流れが停滞することで生じます。

　なぜ脳室穿破によって交通障害が生じるか？　というと、血液成分が通り道に「栓」をするからです。注意しなければならないポイントは「モンロー孔」と「中脳水道」です。モンロー孔の大きさは約3.5～4mmです。4mmというと、吸引カテーテル12Frの大きさと同じです。

　一方で中脳水道の太さは？　というと、爪楊枝と同じくらいです（脳の解剖実習で見たとき、爪楊枝くらいの太さと感じました）。これらからわかるのはとても細いということ。もし血液が脳室内に流れ込んで、凝固するようなことがあると、容易に閉塞してしまうことがわかります。

▼視床周囲の構造

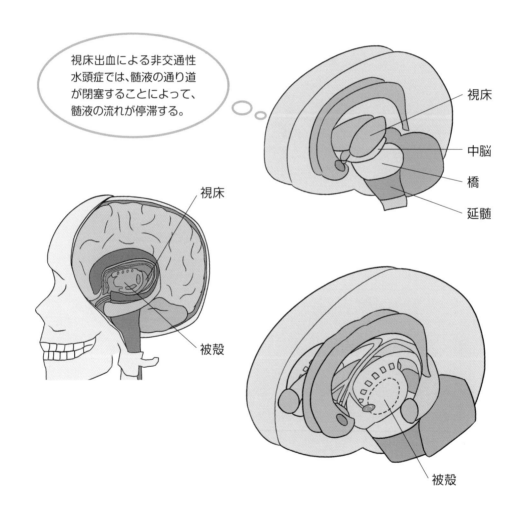

視床出血による非交通性水頭症では、髄液の通り道が閉塞することによって、髄液の流れが停滞する。

視床

被殻

視床

中脳

橋

延髄

被殻

小脳・脳幹出血

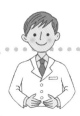

小脳は運動調節の中枢で、脳幹は生命の中枢といえます。私たちは特にこの脳幹を守ることが重要な使命となります。

小脳の位置

小脳は円滑な動きや体幹の保持などの働きをしています。小脳は後頭蓋窩と呼ばれる部分に収まっています。後頭蓋窩は頭蓋骨の中でも下面が固い骨に接し、上面は**小脳天幕（テント）**と呼ばれる固い膜によって仕切られています。後頭蓋窩は頭蓋骨よりもさらに小さな空間といえます。

さらに小脳の前面部は脳幹と接しています。**小脳出血**について脳卒中ガイドラインでは、小脳出血が脳幹部を圧迫している場合もしくは水頭症が併発した場合、手術の適応となっています。

▼小脳の位置（正面画像）

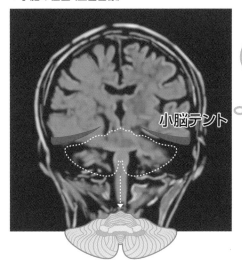

小脳テント

小脳が収まっている後頭蓋窩の上面は、小脳天幕（テント）と呼ばれる固い膜によって仕切られている。

▼小脳出血ガイドライン

小脳出血	最大径が3cm以上の小脳出血で神経学的症候が増悪している場合、または小脳出血が脳幹を圧迫し脳室閉塞による水頭症をきたしている場合には、手術を考慮する（グレードC1）。

「脳卒中治療ガイドライン2015［追補2017]」（編集：日本脳卒中学会）

小脳の働き

小脳は構造的に小脳半球、小脳虫部、片葉小節葉の3つに分かれています。そして、この小脳は「上」「中」「下」にも分かれます。

小脳半球の役割は、主に大脳と連携し動作の円滑な動きに関わっています。例えば、コップをつかむという動作では、その動きを先に察知してスムーズに運動が行われるようにします。

小脳虫部は立位の保持、体幹の保持のために筋肉と連携しています。**片葉小節葉**は平衡感覚に関与しています。上・中・下に分かれた小脳はそれぞれ脳幹と結びついており、結びついている場所を**小脳脚**と呼びます。

「上」小脳脚は中脳と、「中」小脳脚は橋と、「下」小脳脚は延髄と結びついています。脳幹は上部より「中脳」「橋」「延髄」ですので、上・中・下の小脳と順番どおりに結びついているのがわかります。

▼小脳の主な働き

① なめらかな運動
② 姿勢を維持
③ 平衡

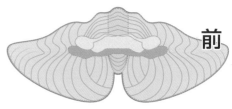

前

① 小脳半球：円滑な動き
② 小脳虫部：体幹の保持
③ 片葉小節葉：平衡感覚

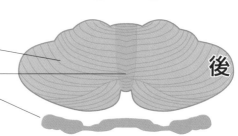

後

▼小脳の上・中・下分割

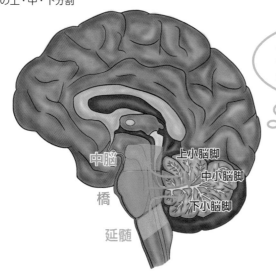

中脳
橋
延髄
上小脳脚
中小脳脚
下小脳脚

上・中・下に分かれた小脳がそれぞれ脳幹と結びついている場所が小脳脚。

小脳出血は量が少なくても危険度が高い

　小脳はその位置関係から少しの出血でも脳幹を圧迫することが考えられます。また、小脳の前面には髄液の通り道があります。特に中脳水道は爪楊枝ほどの太さですから、圧迫が加えられると容易に水頭症を併発します。これは出血に限らず脳梗塞でも同様です。

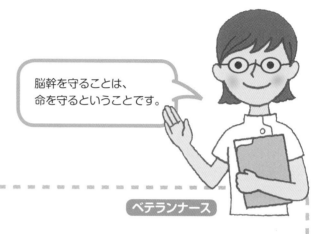

> 脳幹を守ることは、
> 命を守るということです。

ベテランナース

脳幹出血

　脳幹は生命の中枢にたとえられます。**脳幹出血**は脳出血の約10％です。脳幹出血に関しては、急性期では血腫除去の根拠はありません。それだけ脳幹は繊細であり、わずかな傷でも許されない場所だということが、ガイドラインからも推察できます。

▼脳幹出血ガイドライン

脳幹出血	急性期の脳幹出血例に血腫除去を進めるだけの根拠はないので、勧められない（グレードC2）。脳幹出血のうち脳室内穿破が主体で、脳室拡大の強いものは、脳室ドレナージ術を考慮してもよい。

「脳卒中治療ガイドライン2015［追補2017］」（編集：日本脳卒中学会）

　ただし、水頭症を併発している場合はドレナージ術を行う根拠となります。脳幹には**核**と呼ばれる「乗り継ぎ駅」が多数存在します。断面を見ても小さいのがよくわかります。この脳幹で出血があった場合、小さな出血でも大きな障害となることも考えられます。

> ガイドラインを頭に入れておくと、
> 次への準備が可能になります。

先輩ナース

脳卒中に使用される降圧薬

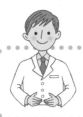

脳卒中の再発予防には、血圧をコントロールすることが最も重要です。そのためには、様々な機序を持つ降圧剤を組み合わせることで調整します。

✚ Ca拮抗薬（カルシウム拮抗薬）

血管は内膜、中膜、外膜で成り立っています。そのうち中膜には平滑筋が含まれます。平滑筋は筋肉であり、その表面にはカルシウムイオン（Caイオン）が付着する受け取り口があります。この受け取り口は**受容器**とも呼ばれています。この受容器にカルシウムが付着することによって、平滑筋は収縮します。

▼血管収縮：カルシウムイオン編

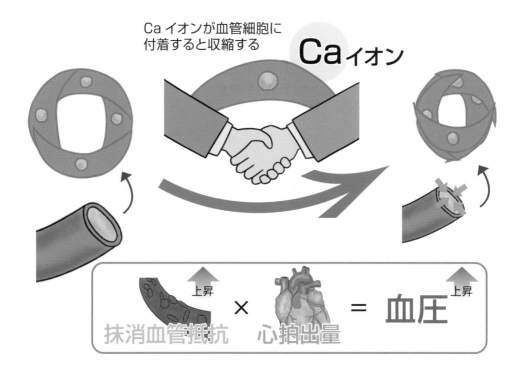

Caイオンが血管細胞に
付着すると収縮する

Caイオン

抹消血管抵抗 上昇 × 心拍出量 = 血圧 上昇

　平滑筋が収縮すると血管の内腔は小さくなり、血圧が上昇します。このように、カルシウムイオンが付着することにより血管の内腔が小さくなることを防ぐ作用を持つのが**カルシウム拮抗薬（Ca拮抗薬）**です。

　Ca拮抗薬は降圧効果が高く、多くの症例で第一選択薬として使われています。Ca拮抗薬で覚えておくべき注意点は、グレープフルーツ（ジュースを含む）によって作用が強くなるものがあることです。

▼カルシウム拮抗薬の作用

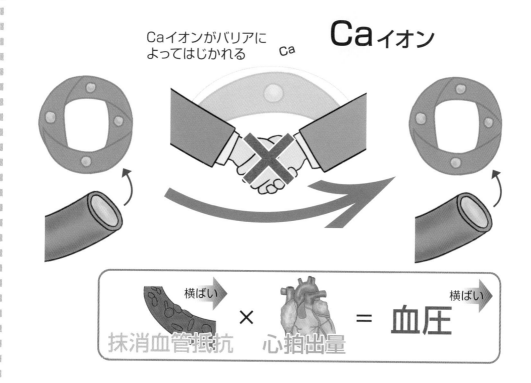

Caイオンがバリアによってはじかれる　Ca

Caイオン

横ばい × 横ばい ＝ 血圧

抹消血管抵抗　心拍出量

▼主なカルシウム拮抗薬

一般名	製品名
ニフェジピン	アダラート、アダラートL アダラートCR、セパミット セパミットR
アムロジピン	ノルバスク、アムロジン
シルニジピン	アテレック
ニカルジピン	ペルジピン、ペルジピンLA
アゼルニジピン	カルブロック
ジルチアゼム	ヘルベッサー、ヘルベッサーR
アムロジピン＋アトルバスタチン （Ca拮抗薬＋スタチン配合剤）	カデュエット

ARB

ARB（エー・アール・ビー）は**アンジオテンシンⅡ受容体拮抗薬**と呼ばれています。すでにこの名前で混乱してしまいますね。まずはアンジオテンシンですが、これには4種類あり、血圧上昇に関わっています。それぞれアンジオテンシンⅠ・Ⅱ・Ⅲ・Ⅳと名づけられていますが、そのうち最も強力なものがアンジオテンシンⅡです（アンジオテンシンⅠには血圧上昇作用はなく、Ⅱに変身することで血圧上昇作用を持ちます）。アンジオテンシンⅡは血管平滑筋に分布している受け取り口（受容体）に付着することによって血管を収縮させ、血圧を上昇させます。

▼血管収縮：アンジオテンシンⅡ編

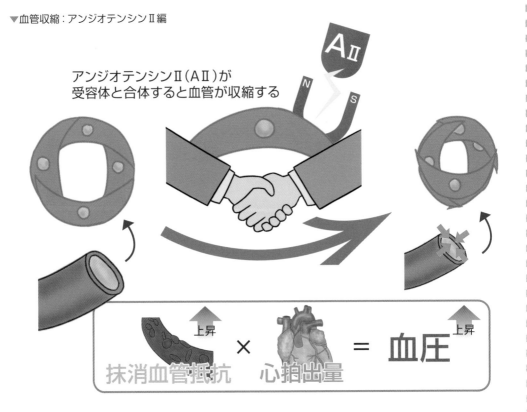

アンジオテンシンⅡ（AⅡ）が
受容体と合体すると血管が収縮する

このアンジオテンシンⅡが血管平滑筋に付着するのを防ぐ役割をするのが、上述の**アンジオテンシンⅡ受容体拮抗薬**（ARB）です。ARBはCa拮抗薬に次いで多くの症例で使用されており、単剤で、または利尿薬、Ca拮抗薬と併用して使われます。

▼アンジオテンシンⅡ受容体拮抗薬（ARB）

一般名	製品名
ロサルタン	ニューロタン ロサルタンカリウム
カンデサルタン	ブロプレス
バルサルタン	ディオバン
テルミサルタン	ミカルディス
オルメサルタン	オルメテック
イルベサルタン	アバプロ
アジルサルタン	アジルバ

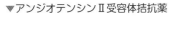

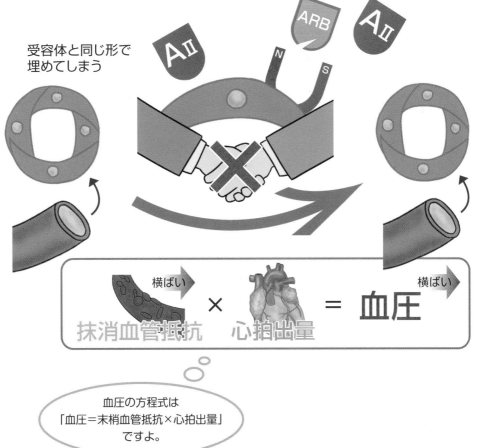

受容体と同じ形で
埋めてしまう

血圧の方程式は
「血圧＝末梢血管抵抗×心拍出量」
ですよ。

ACE阻害薬

ACE阻害薬は後述のように血圧を下げる（降圧）作用があります。しかし、脳卒中の場合、降圧作用を期待して内服してもらうのではなく、副作用を利用することが多いかもしれません。

ACE阻害薬の副作用として空咳があります。空咳があるということは、咽頭の感覚が研ぎ澄まされているともいえます。通常、咳が出るということは、咽頭部に何かしらの違和感があるからであり、これを違和感ではなく、意図的に薬の副作用として咳を出させるということを行います。これにより嚥下機能を改善し、夜間の不顕性誤嚥を防止することが期待されています。

ACE阻害薬

　ACE（エース、エー・イー・シー）はアンジオテンシン変換酵素の頭文字をとっています。アンジオテンシンは血圧を上昇させる作用があると説明しましたが、それもⅡ・Ⅲ・Ⅳだけです。実はこの中のアンジオテンシンⅡはアンジオテンシンⅠが変身したものです。仮面ライダーと一緒ですね。変身すると強くなる……。仮面ライダーはベルトに変身の仕掛けがありましたが、アンジオテンシⅠの場合、ACE（アンジオテンシン変換酵素）が変身ベルトの役割を担っています。

　ACEの働きかけによって、アンジオテンシンⅠが血管を強力に収縮させるアンジオテンシンⅡに変身します。**ACE阻害薬**はこのACE（変身ベルト）を無効化させる作用があります。ACEが無効化されるので、アンジオテンシンⅠはアンジオテンシンⅡに変身できなくなります。

▼アンジオテンシン変換酵素（ACE）

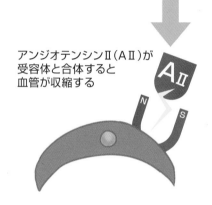

AⅠ：アンジオテンシンⅠ

アンジオテンシンⅡ（AⅡ）が
受容体と合体すると
血管が収縮する

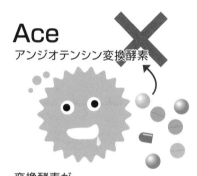

Ace
アンジオテンシン変換酵素

変換酵素が
アンジオテンシンⅠを
アンジオテンシンⅡに変身させる

▼アンジオテンシン変換酵素阻害薬（ACE阻害薬）

一般名	製品名
カプトプリル	カプトリル
イミダプリル	タナトリル

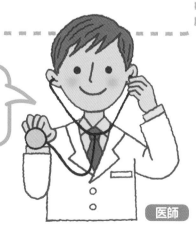

薬の数はいまでも増え続けているよ。
難しく考えず困ったら薬剤師を頼ろう！
アドバイスをもらえるよ。

医師

くも膜下出血

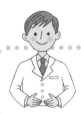

脳卒中の最後は**くも膜下出血**について解説します。くも膜下出血は、時期を3つに分けることで看護のポイントがわかります。

症状が軽いくも膜下出血

くも膜下出血の発症時は、よく「ハンマーで突然叩かれたような痛み」と表現されています。しかし、実際にくも膜下出血を発症した患者さんに話を聞くと「急に肩がズシーンと重たくなった」「肩こりが激しい」「なんか頭が痛いなぁという感覚だった」などと表現したりもします。

「ハンマーで叩かれたような痛み」という表現があまりにもインパクトがあるので、くも膜下出血＝「ハンマーで叩かれたような痛み」と考えがちですが、全員がそのような痛みを感じるわけではありません。症状が軽いくも膜下出血患者さんがいることも考えておかなければなりません。

▼くも膜下出血

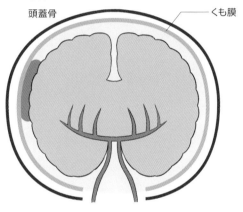

頭蓋骨　　　　　　　　　　　　　　　くも膜

患者さんの訴えをよく聞いて、頭痛以外の所見にも注目しましょう。

新人ナース

1/3の法則と、くも膜下出血の原因

くも膜下出血は、その1/3が後遺症もなく社会復帰、1/3が何かしらの後遺症、残りの1/3が死亡という、医学が発達している現代でも恐ろしい病気の1つです。

くも膜下出血の原因のほとんどが動脈瘤の破裂であり、その割合は約70〜80%＊です。動脈「瘤」は小さな風船みたいなものですが、血管の分岐部に多く発生します。

▼くも膜下出血の原因

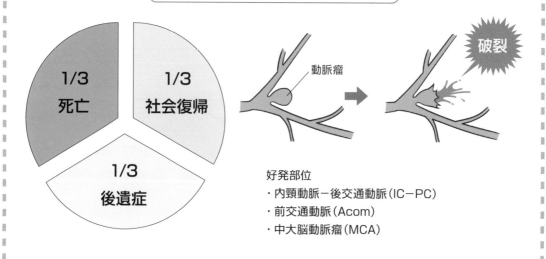

最大の原因は、動脈瘤の破裂

1/3 死亡
1/3 社会復帰
1/3 後遺症

破裂

動脈瘤

好発部位
・内頸動脈−後交通動脈（IC−PC）
・前交通動脈（Acom）
・中大脳動脈瘤（MCA）

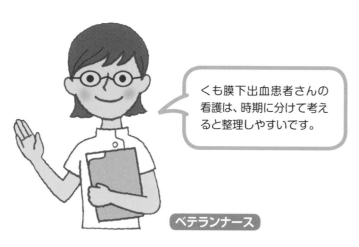

くも膜下出血患者さんの看護は、時期に分けて考えると整理しやすいです。

ベテランナース

＊約70〜80%　その他の原因としては頭部外傷や血管奇形などがあります。

くも膜下出血には麻痺がない？

前述のとおり、脳の表面の血管が破綻することによってくも膜下に血液が流れてしまう病態をくも膜下出血といいました。血液成分はくも膜下を流れる脳脊髄液に溶け込んでしまうため、通常は透明でとてもきれいな脳脊髄液も真っ赤に染まってしまいます。

一方で脳出血は脳実質内に栄養する細い血管が破綻することによって生じます。その血管は脳実質に囲まれているため、血液が脳全体に広がらず

に血液の塊となります。脳実質内は四方八方に重要な神経線維が張り巡らされています。

例えば、この神経線維が**錐体路**（15ページ参照）と呼ばれる運動の指令の伝達路を遮断してしまうことで、麻痺が生じます。繰り返しになりますが、くも膜下出血の場合は脳の表面を流れる血管が破れるのであり、脳実質（脳内）に血種をつくるわけではありませんので、基本的には麻痺などの症状が出現することはありません。

▼くも膜下出血の画像

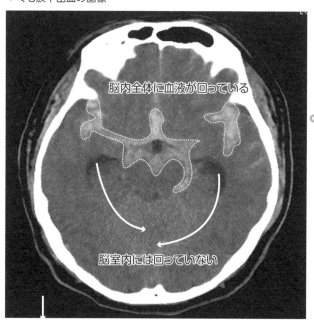

脳内全体に血液が回っている

脳室内には回っていない

くも膜下出血とは、クモ膜下に血液が流れてしまう病態。

くも膜下出血は３つの時期に注意

くも膜下出血の治療法も３つあります。**外科的治療、血管内治療、保存的治療**です。

外科的治療は**クリッピング術**です。開頭手術により、動脈瘤に対して小さなクリップを根本から挟む形で、動脈瘤の再破裂を防ぎます。

血管内治療は、鼠径部から細いカテーテルを挿入して、脳血管の動脈瘤までガイドし、血管の中からコイルと呼ばれる細くてやわらかい針金みたいものを動脈瘤の中に詰めてしまいます。手術後の侵襲がとても低いのが特徴です。

保存的治療は、積極的な治療を行わないで経過を追っていく治療です。手術することが危険なほど重度なくも膜下出血の患者さんに行われます。

▼くも膜下出血の３つの時期

①**再出血**（24時間以内）

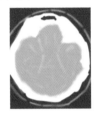

外科的治療（クリッピング術）
血管内治療（コイル塞栓術）
保存的治療

②**脳血管攣縮**（3〜14日）

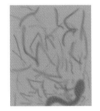

脱水予防
血管拡張薬の血管内投与

③**正常圧水頭症**（数週〜1か月）

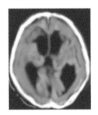

短絡術
（シャント）

発症時期

これらの治療の最大の目的は、動脈瘤の再破裂の防止にあります。治療前の再出血は発症後24時間以内が最も多いといわれています。根治的な治療が行われるまでは、絶対に再出血を防止しなくてはなりません。

根治的手術が終了したあとは、約2週間後までは脳血管攣縮に注意が必要です。2週間以降に関しては水頭症に注意です。このように、時期によって観察するポイントや治療が変化するのがくも膜下出血の特徴ともいえます。

▼くも膜下出血の治療方法

・動脈瘤の部位　・頸部の形状　・サイズ

動脈瘤頸部クリッピング術

開頭手術

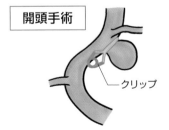

クリップ

動脈瘤コイル塞栓術

血管内手術

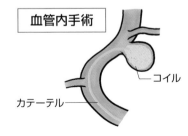

コイル

カテーテル

発症から24時間

　動脈瘤の再破裂（再出血）は死亡率や後遺症のリスクを上昇させます。そのために各施設ではそれぞれの方法で再破裂の防止策をとっています。

　破裂した動脈瘤は一時的に止血されている状態です。そのため、破裂した部分の血管壁はとてももろい状態にあります。再出血を防止するには、やはり血圧を低く保つ必要があります。ただし、血圧をどのくらいに保てば再破裂を防止できるかは明らかにされていません。

　そのほかに、安静を維持してもらうために鎮痛剤や鎮静剤を使用する施設も多くあります。これらを持続的に投与している施設もあれば、間欠的に投与している施設もあります。環境からの刺激を避けるために、光の刺激を避けたり音の刺激を避けたりしている施設もあります。

　それぞれの施設がそれぞれの方法で再破裂の防止策を講じており、それがうまくいっているのであれば、他の施設と同じようにしようと考える必要はないと思います。

▼再出血予防のための3つのポイント

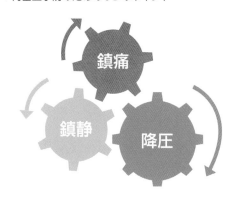

発症後2週間はスパズムに注意！

　発症後2週間、特に発症後3～14日は脳血管攣縮に注意が必要です。**脳血管攣縮**は臨床で**スパズム**と呼ばれたりしています。スパズムという言葉を医師が発しているところに遭遇したなら、脳血管攣縮のことです。

　脳血管攣縮がなぜ起きるのか？　それを断言している論文はありません。まだ研究段階といえますが、くも膜下出血の血液成分をきれいに取り除くことで、脳血管攣縮が起きにくくなることは経験していることから、この血液成分が悪さをしているのでは？　と考えられています。なお、くも膜下出血患者さんの約7割が脳血管攣縮を起こしていることはわかっています。

　脳血管攣縮は血管が一時的に狭窄してしまう現象であるため、脳梗塞につながります。根治術が行われることによって命の危険は回避されるものの、その後は脳梗塞との闘いになります。

▼脳血管攣縮

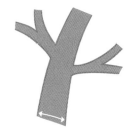

★ピークは8～10日ごろ
※早期で3日以内、
　後期（21日以後）に起こることもある

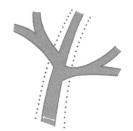

脱水予防が脳血管攣縮期の治療の基本

脳血管攣縮における治療方法として有名なのが**3H療法**です。3Hとは、Hypervolemia（血液量を増やす）、Hemodilution（血液希釈）、Hypertension（高血圧）の頭文字をとったものです。

しかし、厳密な意味での3H療法は疑問も多く、近年はあまり行われていません。重要なのは体の中が脱水状態にならないということです。そのため、水分出納バランスに関しては十分に注意をしなければなりません。

▼3H療法の考え方

> **1980〜90年代**
> Hypervolemia　血液量を増やす
> Hemodilution　血液希釈
> Hypertension　高血圧
>
> ⬇
>
> 疑問が多い

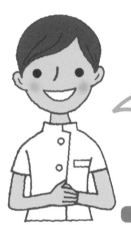

> スパズムの発見には、看護師の経験と「何か変」といった感覚が大事です。

先輩ナース

---

column

水分出納バランス

脳血管攣縮期には、とにかく水分出納バランスに注意を向けることが重要な看護となります。補液の管理も大変重要ですが、食事量の管理も重要な要素となります。この時期の患者さんは頭痛や嘔気などの症状によって苦しんでいます。食事の時間にこだわることなく「食べられるときに、食べられるものを」という考え方が重要です。

また、動脈瘤の位置によっては咀嚼筋を切開している場合があります。このようなとき、強い力で噛む必要があるものは患者さんの苦痛を助長させ、食欲を失わせる可能性もあります。やわらかいものを中心に摂取できるような配慮をするとよいでしょう。経験上、患者さんが比較的好んで食べるものとして、最近、種類も豊富になった**ゼリー食**があります。試してみるのもいいかもしれません。

脳室・脳槽灌流

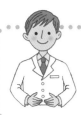

脳血管攣縮には血液成分が関与しているため、頭蓋内に残っている血液成分をいかにきれいに除去するかを考えなくてはなりません。そのため、手術後に**脳室・脳槽***灌流を行う施設もあります。

脳神経外科で使用されるドレーン類

　脳神経外科では次のようなドレーン類が使用されています。

▼脳神経外科で使用される主なドレーン

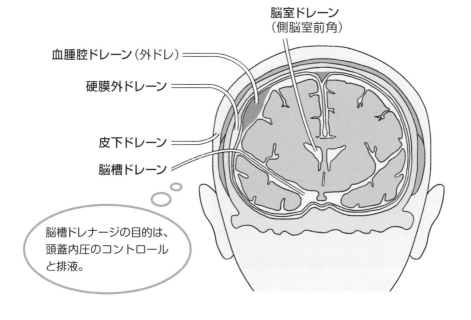

脳室ドレーン
（側脳室前角）

血腫腔ドレーン（外ドレ）

硬膜外ドレーン

皮下ドレーン

脳槽ドレーン

脳槽ドレナージの目的は、頭蓋内圧のコントロールと排液。

***脳槽**　脳とクモ膜の間にできている比較的大きな隙間のこと。シルビウス裂、脚間槽、橋槽などがある。

脳室ドレナージと脳槽ドレナージ

脳室ドレーンは側脳室前角部に置かれることがほとんどです。この脳室ドレーンによる**脳室ドレナージ**は頭蓋内圧のコントロールが第一の目的です。このドレーンの高さを調節することによって頭蓋内圧を調整します。

脳槽ドレナージの目的は、脳室ドレナージと同様の頭蓋内圧コントロールおよび排液にあります。

脳室・脳槽灌流はこれらのドレーンの高さに「差」を設けて血液成分を外へ流してあげる治療方法です。人工的につくられた髄液を脳室ドレーンより注入して脳内を灌流させ、脳槽ドレーンから排出します。

脳神経外科の特徴的なドレーン

脳神経外科領域で使用されるドレーンにはいくつかあります。その中でも特徴的なドレーンとして、**チャンバー式ドレナージシステム**と呼ばれるものがあります。チャンバーとは「小さな部屋」という意味です。「脳室」や「脳槽」に置かれたドレーンの先端部分より髄液や血液を体外へ排出するために使用されています。このチャンバーの高さを変えることによって、排液量や頭蓋内圧を調整します。

▼チャンバー式ドレナージシステム

エアフィルター
流出口
頭蓋内圧の設定
三方活栓
三方活栓
外耳孔
ドレナージバッグ
脳室ドレーン
大脳
側脳室
モンロー孔
第三脳室
小脳

ドレーン管理の注意点は３つ

ドレーン管理では「閉塞」「髄液の多量流出」「誤抜去」の３つに注意します。

▼ドレーン管理の注意点

① 閉塞
② 髄液の多量流出
③ 誤抜去

ドレーンの目的の１つは頭蓋内圧の管理でしたから、ドレーンの閉塞によりその経路が断たれると、圧を外に逃がすことができずに頭蓋内圧が上昇してしまいます。

▼ドレーンの閉塞時に考えられること

① ドレーンの屈曲
② クレンメの開放忘れ
③ ドレーン内の
　　血塊（ブラッドクロット）や脳組織
④ ドレーン先端の位置
　　・単純な位置関係
　　・脳室の圧迫

⬇

頭蓋内圧の亢進

前述のとおり、チャンバー式ドレナージシステムでは、チャンバーの高さを変えることによって、排液量や頭蓋内圧を管理しています。この高さ設定や開放・閉鎖手順を間違えたり、患者さんの体動によって髄液が多量に体外へ排出されてしまうと、低髄圧となり、頭痛を訴えたり出血を引き起こす可能性もあります。

▼ドレーンの多量流出時に考えられること

① ドレーンの開放手順間違い
② エアフィルターの汚染
③ 設定圧間違い
④ 患者さんの起き上がり、咳

⬇

低髄圧、頭痛・出血

▼推奨されているチャンバードレーン開放・閉鎖手順

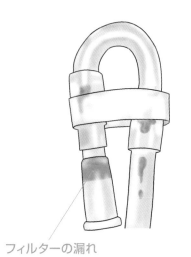

フィルターの漏れ

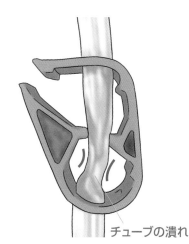

チューブの潰れ

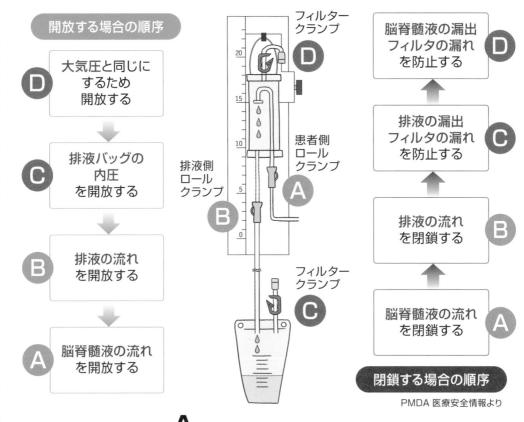

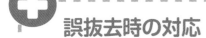

特に**A**の順番を絶対に間違えない

PMDA 医療安全情報より

✚ 誤抜去時の対応

　ドレーンの誤抜去があると、ドレーンの目的を果たすことができなくなります。脳神経領域のドレーンのうち、腰椎ドレーンについてはベッドサイドで挿入可能ですが、そのほかのドレーンの再挿入には再手術が必要です。

　万が一誤抜去があったとしたら、①抜去部分を清潔なガーゼで押さえる（つまむ）、②ベッドを水平にする、③ドレーンが完全に抜去されているか確認する、という手順を踏みます。

▼ドレーンの誤抜去時に考えられること

① 離床の際の確認不足
② 固定の不備
③ 体動による引っかかり
④ せん妄、理解力低下

↓

感染、空気の流入、
ドレーンの残存、頭蓋内圧亢進…

髄液採取は看護師の介助の出来で決まる

　ベッドサイドでは**腰椎穿刺**がよく行われます。
この腰椎穿刺は当然医師が行うものですが、この
とき、介助を行う看護師の力量がその検査の行方
を左右します。

●腰椎穿刺時の観察ポイント

・**初圧**　髄液を採取する前の頭蓋内圧のこと。これで現在の患者さんの頭蓋内圧がわかる。

・**終圧**　髄液採取後の頭蓋内圧のこと。髄液の総量は約150mL。採取する髄液の量によって、頭蓋内
　　　　圧は変化する。

▼腰椎穿刺の介助のコツ

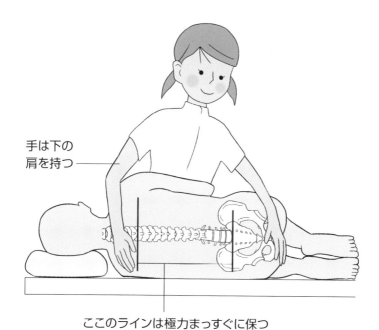

手は下の
肩を持つ

ここのラインは極力まっすぐに保つ

脳血管攣縮後は
正常圧水頭症に注意

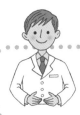

水頭症は、くも膜下出血の患者さん全員が通る道ではありませんが、それを発見するためにも、看護師の日々の観察が大事です。

✚ くも膜下出血後の水頭症

水頭症は頭蓋内に脳脊髄液が溜まり、脳室が拡大してしまう病態です。脳脊髄液が産生される場所は側脳室の中の脈絡叢です。脳内には**脳室**と呼ばれる部屋（空間）が4つあります。両側脳室、第3脳室、第4脳室です。これらの脳室の中には脈絡叢があります。

髄液はこの脈絡叢で産生されます。各脳室内にはそれぞれ髄液を産生する脈絡叢がありますが、両側脳室が脳室の中では一番大きいので、必然的に脈絡叢の面積も広くなります。髄液はこの脈絡叢で産生され、髄液の「通り道」を通って脳・脊髄空間を満たし、流れてやがて、くも膜顆粒で吸収されます。くも膜下出血後の水頭症は、この髄液の産生と吸収のバランスが崩れたために生じてしまいます。

▼髄液の吸収経路

| 脳表 | → | くも膜下腔 | → | くも膜顆粒 | → | 上矢状静脈洞 |

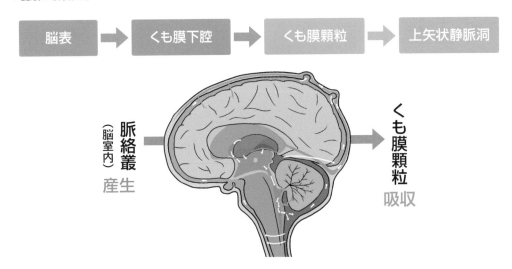

脈絡叢（脳室内）　産生　→　くも膜顆粒　吸収

くも膜下出血後の水頭症は目詰まりが原因？

くも膜下出血は脳の表面の比較的太い血管にできた瘤が破裂することによって生じます。そのため脳全体に血液成分が回ってしまいます。この血液成分が、髄液を吸収するくも膜顆粒や脳表に癒着することが水頭症の原因と考えられています。

水頭症を観察するには有名な3徴候があります。「認知症」「歩行障害」「失禁」です。歩行障害に関しては、ペンギンのようなペタペタとした歩行が特徴的です。

▼正常圧水頭症の兆候

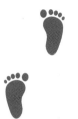
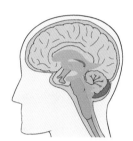
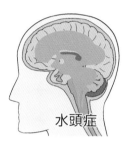
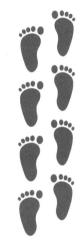

水頭症

3徴候
認知症、歩行障害、失禁

ペンギン様歩行

ペンギンのようなペタペタとした歩行が特徴。

万が一に備えて、ドレーンの誤抜去時の対応は事前に医師と確認しておきます。

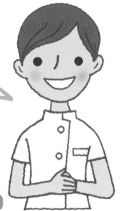

先輩ナース

水頭症なのに「正常圧」っていわれるのはなぜ？

▼パスカルの原理

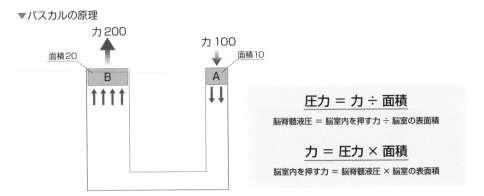

$$圧力 ＝ 力 ÷ 面積$$

脳脊髄液圧 ＝ 脳室内を押す力 ÷ 脳室の表面積

$$力 ＝ 圧力 × 面積$$

脳室内を押す力 ＝ 脳脊髄液圧 × 脳室の表面積

　下の図は水頭症の患者さんの脳室の大きさを表しています。Aは水頭症ではない人、Bは水頭症の人です。Aの人よりBの人のほうが脳脊髄液が溜まって脳室が大きくなっています。つまり脳室の表面積が大きくなっているということです。

　この表面積の数値を仮にAが100（cm²）、Bが200（cm²）とします。パスカルの原理を計算式で表すと圧力＝力÷面積です。AとBの脳脊髄液圧はいずれも正常圧の70（mmHg）です。Aを計算式に当てはめると70＝X÷100、Bは70＝X÷200、したがってAのXは7000、BのXは14000と倍になっています。

　つまり、脳脊髄液圧は70mmHgで一緒であっても、脳室の表面積が倍になっていれば、脳室を押す力も比例して倍になっていることがわかります。水頭症の人は、脳室にとても大きな力がかかっていることが計算でわかります。

▼正常圧水頭症

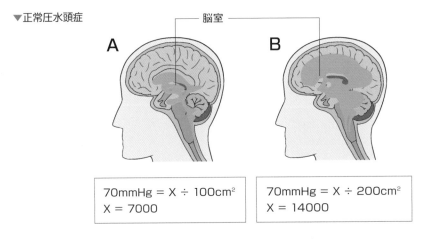

70mmHg ＝ X ÷ 100cm²	70mmHg ＝ X ÷ 200cm²
X ＝ 7000	X ＝ 14000

$$圧力 ＝ 力 ÷ 面積$$

脳脊髄液圧が同じでも脳室の面積が
大きくなると力が大きくなる

chapter 4

臨床で遭遇する
脳神経疾患

・・

脳腫瘍や神経難病の解説および看護のポイントはあえて省きました。
臨床で遭遇する主な疾患2つのみをここでは学習します！

「てんかん」と「痙攣」

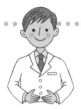

大脳皮質が損傷を受けると、誰もがてんかん発作を起こす可能性があることを忘れてはいけません。忘れたころに症候性のてんかん発作はやってきます。

脳神経領域における「てんかん」

てんかんは「癲癇」と書きます。癲癇の癲という字は「やまいだれにたおれる」という構成です。また癇という字は「ひきつけ」を意味します。

脳神経領域で経験するてんかんは**症候性てんかん**と呼ばれます。症候性とは、何かしらの病気が原因で起こることを意味します。

脳にダメージが加わると、そこの部位は「傷」として残ってしまいます。その傷の部分の脳細胞は正常の細胞と少し違います。脳梗塞や脳出血、脳挫傷などで脳にダメージを受けた場合、てんかん発作を起こす可能性は誰にでもあります。

抑制性の神経細胞

神経細胞には「興奮性の神経細胞」と「抑制性の神経細胞」があります。興奮性の神経細胞は「アクセル」、抑制性の神経細胞は「ブレーキ」です。

刺激伝達を行うとき、アクセルばかり踏み込んでは、余計な刺激が伝達されてしまいます。

そこに上手にブレーキをかけてくれる細胞があ

るから、「塩梅（あんばい）」のいい刺激伝達になります。

しかし、脳がダメージを受けると、興奮性の神経細胞と抑制性の神経細胞のバランスが崩れ、興奮性の神経細胞が力を持ちすぎることで、異常な刺激が伝わってしまいます。このことが、症候性てんかんの症状を引き起こします。

てんかん＝痙攣？

てんかんと**痙攣**はイコールではありません。てんかんは病気の名前です。痙攣は筋肉の不随意で発作的な運動のことをいいます。本を読みすぎたとき、眼の下が痙攣を起こしたりします。だから痙攣は誰しもが経験している症状です。では、なぜ、てんかん＝痙攣というイメージがついてしまったのでしょうか？

前述したように、興奮性と抑制性の神経細胞のバランスが崩れて異常な電気刺激が伝達されることによって、てんかんの症状が出現します。そして、この異常な電気刺激が筋肉に伝わると痙攣という症状が現れます。おそらく、この筋肉の痙攣が私たちの目に見える症状であるため、てんかん＝痙攣というイメージが広まったのでは、と思われます。

てんかん発作の３タイプ

知っておいたほうがいい発作は「単純部分発作」「複雑部分発作」「強直間代発作」の３つです。「単純」と「複雑」というとイメージがつかみにくいですが、「単純」は意識がある、「複雑」は意識がない、ということです。次はこの「発作」というところを考えます。

見えない発作

発作は、脳がダメージを受けた部位を中心に症状が出現します。

例えば、前頭葉の中心前回付近で異常な電気興奮が起こったとします。それが錐体路に伝わり筋肉が痙攣します。

また、後頭葉で異常な電気興奮が起こったとします。

そのときは「チカチカする」「まぶしい」といったように「視覚」に異常を訴える患者さんが多くなります。発作といっても「痙攣」だけではありません。

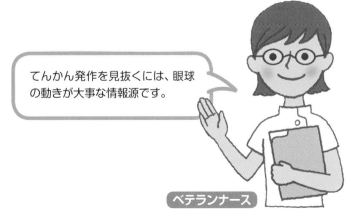

てんかん発作を見抜くには、眼球の動きが大事な情報源です。

ベテランナース

強直間代発作

　強直は全身の筋肉が緊張状態になることです。**間代**とは「ガクガク、ガクガク」といった痙攣が生じることです。「う～っ」とうなり声をあげて発作を起こすのが特徴です。全身の筋肉が緊張状態となり、不随意な運動を起こすので、酸素消費はとても激しくなります。

　このような発作の場合、医療者でもびっくりして動けなくなります。そこは冷静に対応しなければなりません。が、発作中にできることといえば、まずは安全の確保と人を呼ぶことです。どんなときでもABCに立ち返る必要があります。

　A：発作が落ち着いたら気道を確保します。嘔吐している場合は、回復体位とします。
　B：酸素投与を行います。
　C：ルート確保を行います。極力太い針で確保することが重要です。

▼昏睡体位

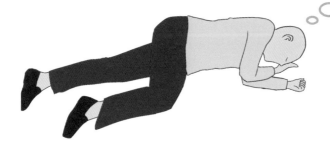

発作の場合は、冷静に対応し、まずは安全を確保して人を呼ぶ。

てんかんに関する薬

　てんかんに使用される薬には主に「興奮性の神経細胞を抑える薬」と「抑制性の神経細胞を活発化させる薬」の2つがあります。部分的な発作のみの場合、それが全体に移行していく場合など、発作の種類によって投与される薬も違うため、患者のすぐそばにいる看護師は「どのような発作だったのか？」をよく観察しておく必要があります。内服薬に関しては基本的に単剤から開始し、薬の量を調整します。それでも発作が治まらないときには、再度、発作の種類を見極めて薬を変更したりします。下の表に、一般的に使われる薬を挙げておきます。

興奮性の神経細胞を抑える薬

フェニトイン、カルバマゼピン、ゾニサミド、ラモトリギン、ビムパット、ガバペンチン、ペランパネル

抑制性の神経細胞を活発させる薬

バルプロ酸、フェノバルビタール、クロバザム、プリミドン

頭部外傷

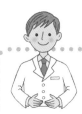

頭部外傷は**一次性損傷**と**二次性損傷**に分けられます。このうち、私たちが臨床でターゲットとするのは二次性損傷です。

急性硬膜下血腫

脳は頭蓋骨で守られています。頭蓋骨の下は硬膜です。硬膜の下はくも膜であり、くも膜の下には脳脊髄液が流れています。その下が軟膜であり、軟膜の下にようやく脳実質があります。

硬膜の下に血液が急速に溜まった状態が**急性硬膜下血腫**です。出血源となる血管は、静脈洞と連絡する架橋静脈です。特徴的な所見は三日月型となります。

どのような場合に手術を考えるか？

実際には血腫量や意識状態、脳への圧迫の程度によって手術が決定されます。そのため、保存的治療が選択される場合もありますが、そのときは注意深い観察が必要です。

手術となる場合の判断材料としては、血腫の厚さが1cm以上、画像上の正中偏位が5mm以上、意識レベルの低下が急速に進行（GCSが2点以上の低下）する場合は、脳ヘルニアが切迫している状態として、緊急的な手術が行われます。

▼急性硬膜下血腫

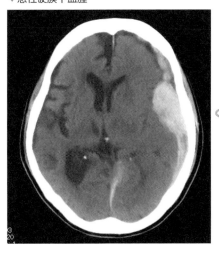

硬膜の下に血液が急速に溜まった状態が急性硬膜下血腫。

慢性硬膜下血腫

　頭部の外傷などにより、1～2か月かけて硬膜下に血液が溜まった状態を**慢性硬膜下血腫**と呼びます。画像中の点線で囲んだ範囲が血腫部分です。よく見ると、脳の右側（画像の左側）にも薄く血腫が貯留しているのがわかります。

　慢性硬膜下血腫の原因血管もまた架橋静脈です。慢性硬膜下血腫の特徴は、血液成分が被膜に覆われているというところです。イメージ的には、袋の中に血液が貯留している状態と考えてください。そして、この血液は凝固因子が欠如しているため、凝固しません。

▼慢性硬膜下血腫

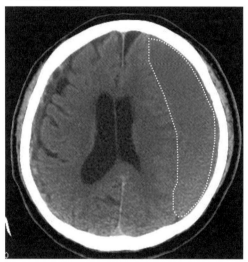

慢性硬膜下血腫は、硬膜下に血液が溜まった状態。

慢性硬膜下血腫には外科治療と内服治療？

　頭痛や手足の動きにくさ、認知症状など、血腫が脳を圧迫することにより多彩な症状が出現します。治療の原則は、局所麻酔下において穿頭術を行ったうえ、血腫内にドレーンを挿入し、洗浄および体外への排出を行う、というものです。

　また、漢方薬である下記の五苓散や柴苓湯を内服投与する治療方法も行われています。これらの漢方薬には利水作用や抗炎症作用があるとされ、それらが血腫を縮小させるといわれています。

五苓散 (ごれいさん)（一般名）：ツムラ五苓散エキス顆粒（医療用）、クラシエ五苓散料エキス細粒など。水分循環を改善し、無駄な水分を取り除く。はき気や嘔吐、下痢、むくみ（浮腫）、めまい、頭痛などに適応。

柴苓湯 (さいれいとう)（一般名）：ツムラ柴苓湯エキス顆粒（医療用）、クラシエ柴苓湯エキス細粒。体の免疫反応を調整し、炎症をやわらげる働きをする。水分循環を改善し、無駄な水分を取り除く。胃腸炎などによる下痢や嘔吐、むくみ（浮腫）などに適応。

急性硬膜外血腫

硬膜外に血腫を形成するのが**硬膜外血腫**です。急性硬膜外血腫は、頭蓋骨と硬膜の間に急速に血液が溜まります。そのため血腫は広がりにくいとされています。出血の原因となる血管は中硬膜動脈がほとんどであり、図にみられるように画像上、血腫は凸レンズ状となるのが特徴です。急性硬膜外血腫は主に頭部の外傷によって起こります。頭部外傷の重症度については、意識評価スケールであるGCSで8点以下を重症と位置づけています。

▼急性硬膜外血腫

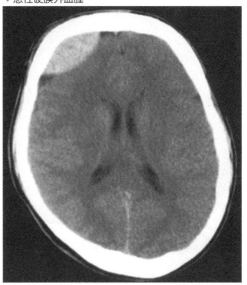

硬膜外に血腫を形成するのが硬膜外血腫。

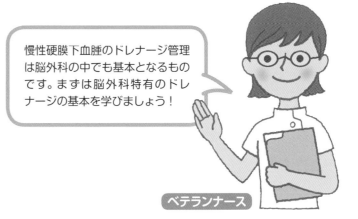

慢性硬膜下血腫のドレナージ管理は脳外科の中でも基本となるものです。まずは脳外科特有のドレナージの基本を学びましょう！

ベテランナース

MEMO

慢性硬膜下血腫の患者が増えている

　最近、臨床で感じるのは、慢性硬膜下血腫で入院してくる患者さんが以前よりかなり増えたということです。高齢者に多いといわれているため、今後ますます増えるかもしれません。

　従来は人口10万人に対して2人程度といわれていましたが、最近は違うようです。血腫が多くなるにつれ、症状としては頭蓋内圧亢進症状が現れますが、高齢になると脳が萎縮するため目に見えた症状が現れにくいかもしれません。

　認知機能低下と思われる患者さんのCTを撮ってみると慢性硬膜下血腫だった、ということもあります。臨床でも同じことがいえます。麻痺や意識障害というかたちに現れない場合もあるので、失禁が増えた、食事の食べこぼしが増えた、車いすの乗車時に足の運びが悪くなった、といった看護師の継続した観察が重要になると考えます。

chapter 5

症状から
頭蓋内を読み解く

なぜ、患者さんはそのような症状を呈しているのか——

疑問に思ったことはありませんか？

症状の機序がわかれば、その対処方法を考えることもできます。

臨床では、答えが決まっている看護はないといっても過言ではありません。

機序を知り、看護のヒントにしてほしいと思います。

意識障害

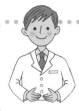

意識障害は臨床で最も多い症状の1つです。しかし、その機序は看護師向けの専門書にもあまり記載されていません。機序がわかると看護の方法も見えてきます。

意識の2つの要素：「覚醒」と「認知」

「意識」には、大きく分けて「覚醒」および「認知」という2つの要素があると考えられます。

「覚醒している」とはどのような状態か？ を定義するのはとても難しいです。ここでは、**覚醒**しているというのは「開眼している」「簡単な命令に応じる」状態だと考えます。

また、**認知**に関しては「自分」「他者」「場所」が確実に認識できている状態と考えるようにします。

▼意識の考え方

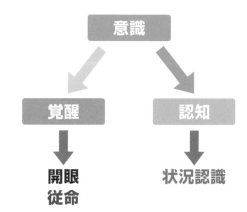

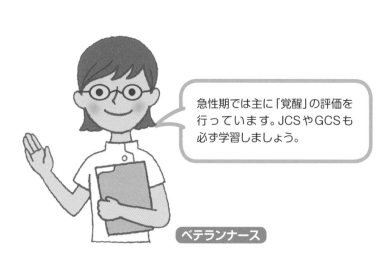

急性期では主に「覚醒」の評価を行っています。JCSやGCSも必ず学習しましょう。

ベテランナース

覚醒は脳幹、認知は大脳皮質

意識を考えるうえで必要な2つの要素「覚醒」「認知」の中枢は？　といいますと、「覚醒」は脳幹部、「認知」は大脳皮質です。そして、こういった「意識」の各要素を理解するためには、刺激の伝導路を理解する必要があります。

▼脳と意識の中枢

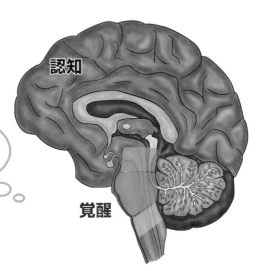

認知

覚醒

> 覚醒しているとは「開眼している」「簡単な命令に応じる」状態のこと。

私たちの皮膚には様々な受容器があります。これらの受容器が外界からの情報をキャッチすると、神経の伝導路によって脳へ上行していきます。例えば「冷感」であれば、冷たいという情報をキャッチする受容器によって脳へ伝達されます。受容器から入力された刺激は、脊髄の後根を通って後角から脊髄に伝わります。それらの刺激は次に脊髄の反対側へ移動し、上行していきます。

▼受容器から脊髄へ

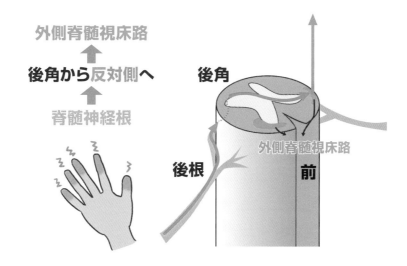

外側脊髄視床路

↑

後角から反対側へ

↑

脊髄神経根

後角

後根　　前

外側脊髄視床路

上行した刺激はやがて視床に伝わります。この経路（脊髄から視床にかけて）の途中で通るのが**脳幹網様体**という部位です。脳幹網様体は脳幹部にある網目状になっている神経線維の集合体です。

▼脊髄から感覚野への経路

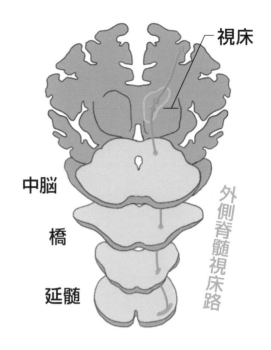

中心後回(感覚野)

↑

視床

↑

外側脊髄視床路

視床

中脳

橋

延髄

外側脊髄視床路

　脳幹網様体は脳幹部の背中側 (背側部) にあります。この**脳幹網様体**と呼ばれる部分が意識の「覚醒」の中枢だといわれています。

▼脳幹網様体

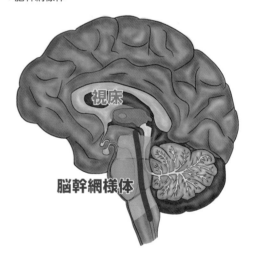

視床

脳幹網様体

刺激を多く加えることが、意識障害の患者さんにとって重要です。

ベテランナース

運動機能

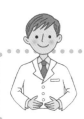

脳神経疾患で生じる多くの麻痺は、錐体路を損傷することによって生じます。

錐体路

錐体路（15ページ参照）とは、運動の指令を伝えるための「専用道路」です。この専用道路のスタート地点が一次運動野（中心前回）でした。この一次運動野から、運動の指令を伝えるための神経線維が無数に出発しています。

これらの神経線維は、放線冠➡内包後脚➡中脳の大脳脚➡延髄錐体を通り、反対側に交叉していきます。以上のような、運動の指令を伝えるための経路が障害を受けて、働かなくなる、もしくは働きにくくなることを**麻痺**といいます。

▼錐体路

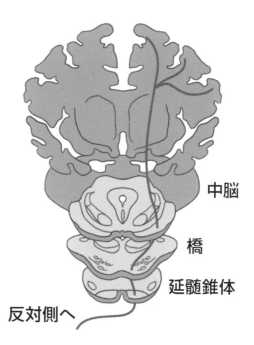

一次運動野
↓
放線冠
↓
内包後脚
↓
中脳の大脳脚
↓
橋
↓
延髄錐体
↓
手・足

中脳

橋

延髄錐体

反対側へ

脊髄を下行するときに通る路が外側皮質脊髄路

延髄錐体部で交叉した錐体路は、次に脊髄を下行していきます。下の右図は脊髄の断面図です。脊髄は白質部と灰白質部に分かれています。これは「脳」でも同じです。神経線維の樹状突起や核がある部分が多く集まると「灰白質」に見えて、軸索部は「白質」に見えていましたね。脊髄の白質部分を「錐体路」は通っています。

例えば、手を動かしたいと思ったとき、一次運動野の手を担当する部分から出発した神経路は、この脊髄を下行し、手を動かすための神経路が出発する「脊髄」部分の前角部にいったん入ります。前角部からは脊髄根を通り、手を動かすための筋肉に伝わっていきます。これが運動の指令を伝えるための神経路です。

▼錐体路と外側皮質脊髄路

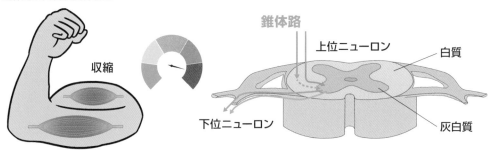

上位ニューロンと下位ニューロン

一次運動野（中心前回）から出発した錐体路は脊髄を下行して、目的地に行くための駅で乗り換えます。この乗り換え駅が脊髄の前角部でした。ここまでの経路のことを**上位ニューロン（青色の線）**と呼びます。

また、脊髄前角部から出発する経路を**下位ニューロン（黄色の線）**と呼びます。このような、脊髄を下行して脊髄前角部に入る道路を**皮質脊髄路**とも呼んでいます。

▼上位ニューロンと下位ニューロン

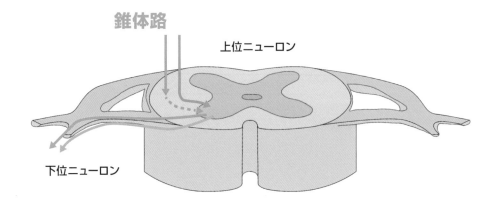

細かな麻痺を見るための方法

●上肢のバレーサイン

両腕の肘を伸ばして前方に挙上します。このとき、手のひらは上に向けて目を閉じてもらいます。麻痺があればゆっくりと手が回内し、下行します。**バレーサイン**は本来、**立位**もしくは**端坐位**で行ってもらいます。

❶両方の手のひらを上にし、前方に水平に伸ばす
❷閉眼で保持する

➡麻痺側は回内し、
　ゆっくり落下する

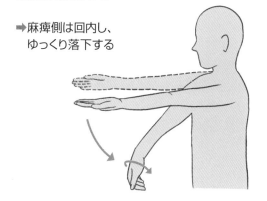

●下肢のバレーサイン

下肢のバレーサインは、まず**腹臥位**になってもらいます。次に膝を曲げてもらいます。膝の角度は135度（床面から45度）くらいです。このとき、麻痺がある場合には徐々に下肢が下行してきます。実際の臨床では腹臥位になってもらうことは難しく、下肢の麻痺をバレーサインで評価することはほとんどありません。

▼下肢のバレーサイン

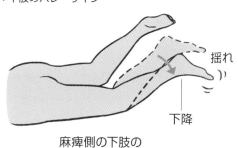

揺れ

下降

麻痺側の下肢の
下降、揺れが見られる

⬇

下肢のバレーサイン

●ミンガッチーニ徴候

下肢の麻痺の評価に使われます。股関節および膝関節をそれぞれ90度に曲がるように挙上します。このとき、両下肢を同時に挙上するのが基本であるため、患者さんの負担は大きくなります。

実際の臨床では、両下肢を挙上してその位置を保つことは、大変つらく難しいため、この方法もほとんど使われません。

▼ミンガッチーニ徴候

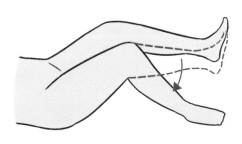

仰臥位で両下肢を挙上
麻痺側はゆっくり落下

時間があったら脳卒中重症度評価スケールのNIHSSも調べてみてね。

先輩ナース

眼球の運動

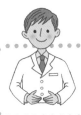

なぜ、眼球が偏位するか？　その機序がわかると、脳で何が起きているのか想像しやすくなります。

共同偏視って？

教科書には「被殻出血では病巣をにらむ共同偏視がみられる」と書かれています。しかし、被殻出血でも共同偏視がない場合もあります。眼球がどのように動くのか？　その経路を知ることができれば、疑問も解決できます。

共同偏視は両方の眼球がどちらか一方を向いてしまう現象をいいます。例えば、右の被殻で出血した場合、病巣をにらむ共同偏視ですから眼球は右を向くはずです。てんかん発作ではどうでしょうか？　てんかん発作の場合は被殻出血と反対で、病巣ではなく病巣と反対の向きに眼球が偏視します。

右の脳は左半身を支配して、左の脳は右半身を支配します。これは基本中の基本です。実は簡単にいうと、眼球も同様です。右の脳は眼球の左側への動きを支配して、左の脳は眼球の右側への動きを支配しています。

眼球を動かす中枢は前頭葉の前頭眼野と呼ばれる所にあります。前頭眼野からの神経線維は内包を通り脳幹部にある神経核へと移動します。前頭眼野から内包に至るまでの経路が重要です。

▼共同偏視

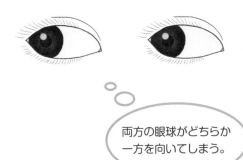

両方の眼球がどちらか一方を向いてしまう。

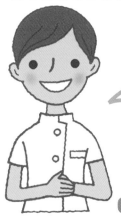

眼球の運動の機序はとても複雑です。まずは眼球に付随する筋肉を覚えてみましょう。

先輩ナース

眼球を動かす経路と被殻の位置関係に注意！

前頭眼野からの神経路は内包を通ります。正確にいうと**内包膝**と呼ぶ部分を通ります。この内包の外側には被殻があり、内側には視床があります。もし、被殻で出血したらどうなるでしょうか。

出血の量や広がる方向によっては、この内包部分を通る神経路に障碍が出ます。前頭眼野から出発する神経路も例外ではありません。

▼内包と内包膝の位置関係

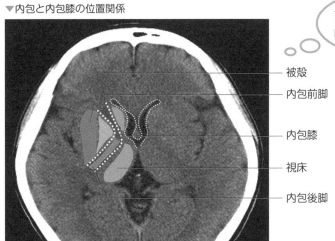

被殻
内包前脚
内包膝
視床
内包後脚

> 前頭眼野からの神経路は、内包膝と呼ぶ部分を通る。

この経路近くにある被殻の出血が多いために、教科書には「被殻出血➡病巣をにらむ共同偏視」と記載されていると考えられます。被殻出血があっても、この経路を遮断しなければ共同偏視は起きません。逆に、前頭葉の出血や脳梗塞でも、この経路が遮断されると共同偏視が起きるということです。

▼被殻出血と眼球の動き

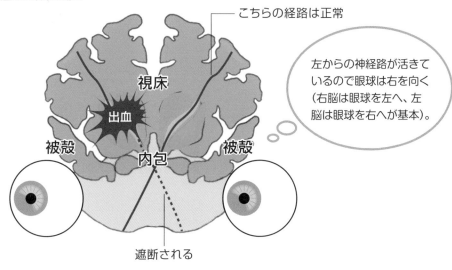

こちらの経路は正常

視床

出血

被殻　内包　被殻

遮断される

> 左からの神経路が活きているので眼球は右を向く（右脳は眼球を左へ、左脳は眼球を右へが基本）。

瞳孔所見

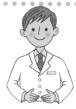

脳神経領域ではペンライトを常に持ち歩き、**瞳孔所見**を見ていると思います。しかしながら、何のために瞳孔を見ているか？ と質問されて返答に困っている場面をよく見かけます。まずは、瞳孔に関わる筋肉と神経を知ることから始めましょう。

✚ 瞳孔に関わる神経は動眼神経と交感神経*

　動眼神経は12対ある脳神経のうちの3番目の神経です。そして、瞳孔に関わる神経でもあります。動眼神経は「中脳であるネズミの耳の付け根」部分から出発しています（24ページ参照）。瞳孔に関わる筋肉は2つあります。1つは**瞳孔散大筋**、もう1つは**瞳孔括約筋**です。

　私たちが臨床でペンライトを使ってチェックしている対光反射は、このうちの瞳孔括約筋を見ていることになります。瞳孔括約筋は瞳孔を収縮させます。それでは次に瞳孔が収縮する機序を見てみます。

▼瞳孔に関わる筋肉

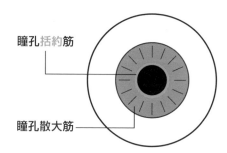

瞳孔括約筋

瞳孔散大筋

▼ペンライト

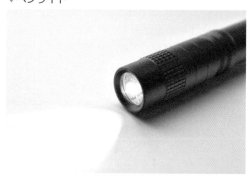

> 持ち歩くペンライトはやさしい明かりのものにしましょう。

先輩ナース

＊**交感神経**　瞳孔散大筋に作用している。瞳孔散大筋は瞳孔を大きくする筋肉。

114

光はどのような経路をたどっていくか？

ペンライトの光は、瞳孔を通って眼球内の網膜に映し出されます。その後、光によって起こされた刺激が視神経を通り、中脳の背側部（**視蓋前核**）に送られます。

刺激はそこから2つに分かれて、左右の動眼神経核（正確には**動眼神経副核**）に伝わります。動眼神経核から刺激は動眼神経に乗り換えて、瞳孔の瞳孔括約筋に伝わります。

光の量が多ければ多いほど（強ければ強いほど）、人の目は入ってくる光の量を絞らなければならないため、瞳孔が強く収縮します。

▼光が進む経路

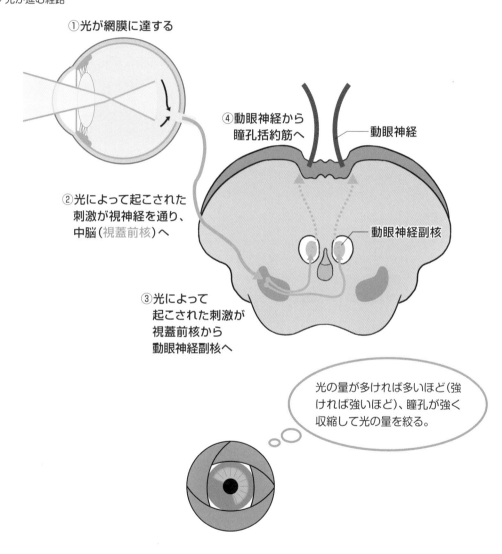

①光が網膜に達する

④動眼神経から
瞳孔括約筋へ ——動眼神経

②光によって起こされた
刺激が視神経を通り、
中脳（視蓋前核）へ

——動眼神経副核

③光によって
起こされた刺激が
視蓋前核から
動眼神経副核へ

光の量が多ければ多いほど（強ければ強いほど）、瞳孔が強く収縮して光の量を絞る。

対光反射は何を見ている？

この経路がわかっていれば、**対光反射**は何のために見ているか？ と問われたとき「網膜に映し出された光により起きた刺激が中脳（脳幹）に伝わって、光の量を調整することができているかどうかを見ている」と答えることができます。

もし、この経路が遮断されると、光の刺激が伝わっていない、もしくは伝わりにくくなっているということになります。遮断されているということは、この経路に何かしらの圧迫が加わっていることが考えられます。その1つが頭蓋内圧です。最も考えなければならないのは、ヘルニアです。実際のヘルニアの画像を示します。

▼ヘルニア

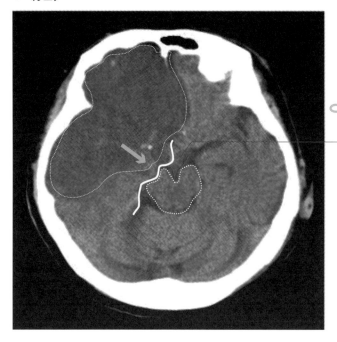

ヘルニアにより動眼神経が圧迫されている。

動眼神経

正しい対光反射の見方

瞳孔の大きさは光を当てたときの大きさか？ 光を当てないときの大きさか？ 瞳孔はとても小さく、0.5mmの差を見分けるのは簡単ではありません。0.5mmというと1mmの半分です。それでも私たちは臨床で「右2.5mm、左2.5mm」というように0.5mm刻みで見てきました。いま考えると、この「差」を見てきたとはとても思えません。

つまり、感覚が頼りだったと思います。それでも、瞳孔のこれほど小さな差を見ていくには、瞳孔が少しでも大きいときにチェックする必要があります。そのため、瞳孔を見るときは周りを暗くするのが本来の見方です。光を当てるというのは、前述した「経路に異常がないか？」を確認するだけです。

最近は、瞳孔の大きさや収縮するスピードを測る機器も開発されています。特に反射（収縮率）は頭蓋内圧が最大になることの前兆なっているという報告もあります。

失語

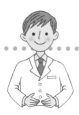

失語の患者さんはついては、まずはコミュニケーション手段を確立することが求められます。機序を知ってそのヒントとしてみましょう。

失語症と構音障害の違い

言語に関わる機能には「言葉を話す」「聞く」「読む」「書く」といった4つがあります。これらの機能が脳のダメージによって失われることを**失語症**と呼びます。例えば、「言葉を話す」ことができない、「聞く」ことができないなど、ダメージの場所や範囲などによって様々です。

一方、構音障害は言葉を話すための器官がダメージを受けることによって生じます。「うまく話せない」という共通の言葉で表現されがちですが、そのような単純なものではありません。

構音障害

筋肉を動かすための脳の出発地点は、中心前回の一次運動野です。言葉を発するときに使う筋肉などを動かす際にも、この一次運動野が出発地点です。この経路にダメージを受けると、舌や口唇の動きが麻痺し、うまく話せなくなります。

▼中心前回 (脳を左から見ている)

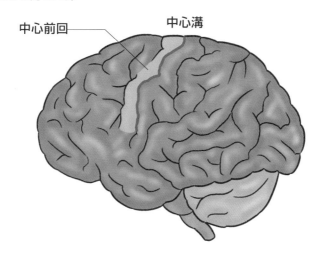

中心前回　　　中心溝

言葉の認識（ウェルニッケ野）

「話すことはできるけれど、相手の話を理解できない」——この症状を**感覚性の失語**と呼びます。**ウェルニッケ失語**です。ではなぜ、話すことはできるのに、理解ができないのでしょうか？　12月31日の夜には、「除夜の鐘」の音が聞こえてきます。この「鐘の音」の例で考えていきます。

耳で集められた音は刺激となって聴神経を通り、同側および対側の側頭葉にある**一次聴覚野**（下図の①）に伝わります。この一次聴覚野で音を認識します。一次聴覚野の周り＊には**聴覚周辺野**があるとされています。

この聴覚周辺野（②）では、過去の記憶から「この音は何の音か？」を理解します。鐘の音を一度も聞いたことがない人は、「音が鳴っている」ことはわかっていても、「これは何の音か？」はわからないはずです。

聴覚周辺野の一部に有名な**ウェルニッケ野**（③）があると考えてください。このウェルニッケ野は、様々な音の中でも「人間の言葉」を理解します。それゆえに、ウェルニッケ野がダメージ受けると、「人の話を理解することはできないけれど、話をすることはできる」という症状になるのです。

▼聴覚野

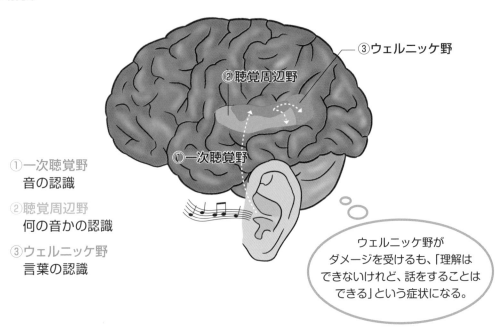

③ウェルニッケ野

②聴覚周辺野

①一次聴覚野

①一次聴覚野
音の認識

②聴覚周辺野
何の音かの認識

③ウェルニッケ野
言葉の認識

ウェルニッケ野がダメージを受けるも、「理解はできないけれど、話をすることはできる」という症状になる。

＊**一次聴覚野の周り**　二次聴覚野や三次聴覚野があるとされている。この二次聴覚野や三次聴覚野を聴覚周辺野と考える。

文章を作る（ブローカ野）

「相手の話は理解はできるけれど、話すことができない」——この症状を**運動性失語**と呼びます。「おはようございます」は毎朝欠かせない挨拶ですが、ここではこの挨拶を例に、運動性失語を考えてみます。この失語に関係のある**ブローカ野**は、下図に示す位置にあるとされています。

ブローカ野は、「話す」ではなく「文章をつくる」領域です。「話す」というのは「器官」の問題です。**器官**とは、話すために必要な筋肉などのことをいいます。このブローカ野はあくまでも「文章をつくる」領域です。例えば、頭の中に五十音表があると考えます。この五十音表の中から話すために必要な文字を取り出し、並べ替える作業をブローカ野で行っています。

▼ブローカ野

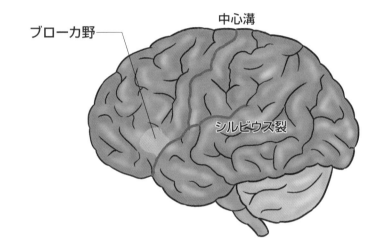

▼ブローカ野の役割

119

かな文字と漢字の認識経路（かな編）

文字を認識する経路は下図のようになっていると考えられます。目から入ったかな文字は後頭葉にある視覚野に映し出されます。ただし、ここでは影のように映し出されるだけで、文字としては認識されていません。この文字が**頭頂連合野**と呼ばれる部分に伝わります。

さらに、頭頂連合野から「人間の言葉」を認識するウェルニッケ野に伝わります。ここで初めてかな文字として認識されます。その文字を声に出して読むのであれば、ブローカ野に至り最後は一次

運動野で口の動き、発声の強さなどが決定されます。

この経路にダメージを受けている患者さんとの間で五十音表やひらがなを用いたコミュニケーションをとろうとしても、そもそも「ひらがな」を認識する経路が遮断されているので、患者さん自身が苦痛に感じるだけです。私たちがアラビア語で書かれた文章を見ているのと一緒です。アラビア文字でおはようは「فرصباحالخير」と書くようです。

▼ひらがなの認識経路

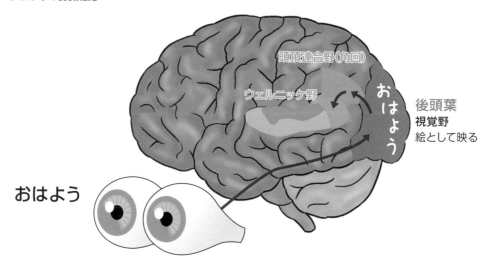

頭頂連合野（角回）

ウェルニッケ野

おはよう

後頭葉
視覚野
絵として映る

おはよう

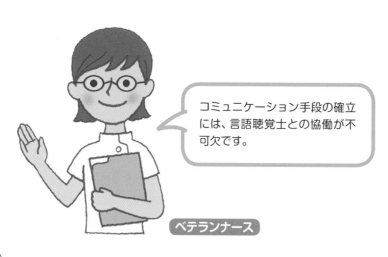

コミュニケーション手段の確立には、言語聴覚士との協働が不可欠です。

ベテランナース

かな文字と漢字の認識経路（漢字編）

次に漢字の経路を見てみます。実は漢字は「絵」として記憶されています。「人」という字は、人が互いを支えあっている形からできているそうです。

人と人が支えあっている「絵」が「人」という字になったということです。もともとが絵だったせいか、「絵」として記憶されている漢字ですが、側頭葉で保管されています。

目から入った「漢字」は後頭葉にある視覚野に映し出されます。かな文字の場合と同様、ここでは影のように映し出されるだけです。次に向かう先は**側頭連合野**と呼ばれる部分です。文字としての認識よりも「絵」として記憶されているので、過去の記憶から似たような「漢字」を引っ張り出します。そこで得られた情報をもとに、ウェルニッケ野で文字として認識されます。

「す」という平仮名を見て何を連想するでしょうか？　「巣」「酢」「素」。でも漢字を見ると一目瞭然。何を表しているのかすぐにわかります。このような経路の違いを知ることで、失語の患者さんとのコミュニケーションの方法をいろいろと考えることができます。

「このタイプの失語にはこのようなアプローチで」という方程式はありません。失語症候群ですので、様々な症状が重なりあっています。その中で、目の前の患者さんの「個別性」に注目する必要があります。かなと漢字の認識経路はこのように違います。例えば、「かな」が読めないのかな？と感じたら、違う認識経路の漢字でのコミュニケーション手段を考えてみましょう。

▼漢字の認識経路

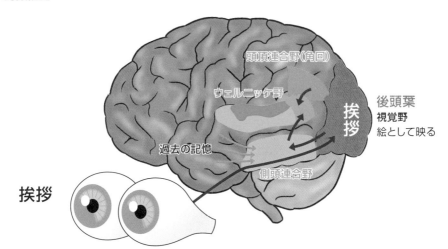

半側空間無視

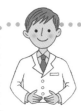

右半側空間無視も当然みられますが、左半側空間無視のほうが臨床では多く経験する症状かもしれません。**半側空間無視**を理解するには、脳内に多く張り巡らされた神経線維を理解します。

無数にある経路

脳内は東京の道路マップのように、様々な場所へ移動するための道路が無数にあります（このうち、錐体路もここでいう道路の1つです。ちなみに本書では錐体路を高速道路にたとえています）。

例えば、右の脳から左の脳へ移動する道路、前頭葉から後頭葉へ移動する道路などです。それぞれの道路によって、脳内の様々な部分と連携を取り合っています。そのうちの1つが**上縦束**です。

上縦束は前頭葉、頭頂葉、後頭葉、側頭葉にわたる道路

上縦束は「ハの字レベル」では下の左図のように張り巡らされています。この上縦束がダメージを受けることによって半側空間無視を生じます。この上縦束は前頭葉、頭頂葉、後頭葉、側頭葉を

結んでいますから、ダメージの大きさに関係なく空間無視が起きる（起きている）ことが予測されます。

▼上縦束

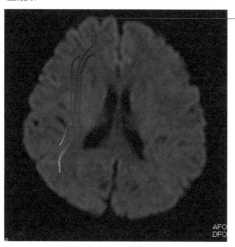

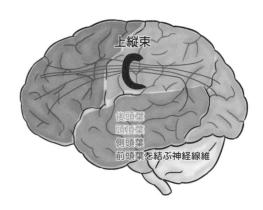

脳内の様々な部分と連携している

上縦束

後頭葉
頭頂葉
側頭葉
前頭葉を結ぶ神経線維

右脳と左脳の違い

半側空間無視を理解するには、右脳と左脳の違いを認識する必要があります。空間認識を考えるときも、原則は「右脳は左側、左脳は右側を認識している」ということです。錐体路と一緒です。例えば、前方に景色が広がっているとします。このとき、右脳は比較的広い空間を認識しますが、左脳は右側の空間のみを認識します（下図）。

▼右脳が認識する空間

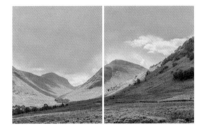

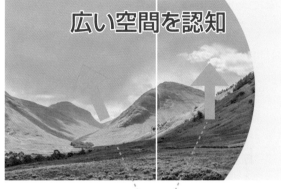

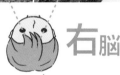

▼左脳が認識する空間

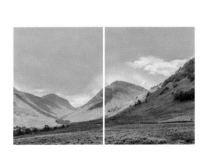

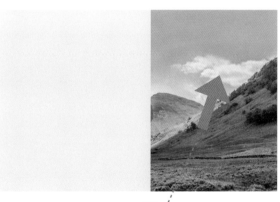

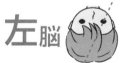

ここが少し原則と違います。もし左脳がダメージを受けたとします。左脳は右側の空間を認識していますから、ダメージを受けると右側の空間を認識できなくなります。このとき、右脳はどうなっているでしょうか？

右脳は比較的広い空間を認識していますから、反対側の左側の空間はもちろん、右側の空間も認識しています（右側の空間すべてではありません）。つまり、左脳がダメージを受けたとしても、右脳は広い空間を認識しているため、右半側空間無視は見つけにくいということになります。

右脳または左脳がダメージを受けたら

右脳は比較的広い空間を認識しています。もし右脳がダメージを受けたとしたら、左側の空間だけではなく、右側の空間も認識しなくなります。しかし、左脳はダメージを受けていません。左脳は右側の空間を認識していますので、右側の空間認識は保たれています（上の図）。それでは左脳がダメージを負ったとします（下の図）。

左脳は右側のみの空間認識でしたから、右側の空間認識ができなくなります。しかしながら右脳はダメージを受けていないので、右側も含めて大部分の空間認識が保たれます。このように、臨床で左半側空間無視が多いと感じるのは、右脳と左脳の空間認識の広さの違いに原因があります（空間認識に関しては諸説ありますが、最も理解しやすいのがこのような考え方です）。

右脳がダメージを
受けたときの見え方▶

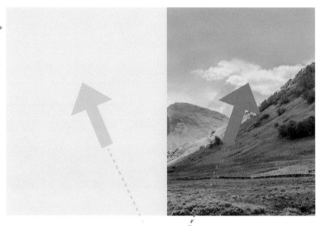

右脳のダメージ

左脳がダメージを
受けたときの見え方▶

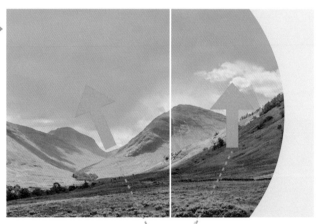

左脳のダメージ

124

半側空間無視の患者さんへのアプローチ方法

半側空間無視には、見えている全体の半分を認識しない**主体性半側空間無視**と、注意を向けている物の半分を認識しない**対称依存性半側空間無視**があります。また、この両者が現れている混合型というのもあります。患者さんがどのような型の半側空間無視なのかは、食事の様子などから把握する必要があります。

▼半側空間無視の種類

見えている全体の
半分を認識しない**主体性**
半側空間無視。

主体性

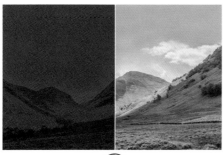

対称依存性

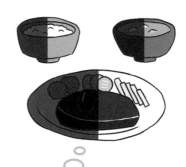

注意を向けている物の
半分を認識しない**対称
依存性**半側空間無視。

日常生活の観察だけではなく、
画像から現れている症状を読
み解くことも大事です。

ベテランナース

左半側空間無視の患者さんに左を認識してもらう

そもそも左を無視しているのですから、左を認識してもらうという行為は患者さんにとって苦痛かもしれません。下の図は線分抹消試験です。患者さんに、見えている線を消してもらう検査です。図中の①の部分で患者さんの検査が終了したとします。

患者さんは①の部分までしか認識していないということになります。つまり、患者さんにとっての「左」は①となります。左側を認識してもらうとしても、患者さんにとっての左は①ですから、例えば、看護師が「左側におかずが残ってますよ」と言っても、患者さんは①を見ることになります。患者さんは看護師の言うとおりに左側を見ているつもりなのです。

▼線分抹消試験

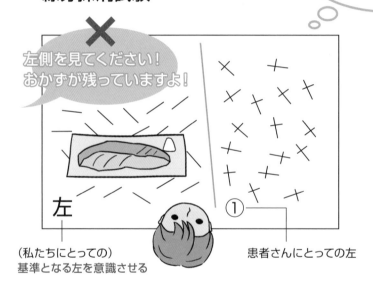

線分抹消試験は、患者さんに、見えている線を消してもらう検査。

126

どのように認識してもらうか?

左半側空間無視の患者さんには、注意を「左」に向けるというより、「物」を認識してもらうのがよいかもしれません。

患者さんの興味を引く物、例えば、「ぬいぐるみ」とします。このぬいぐるみを基準とする言葉で、実際に物を示しながら注意を向けていく、という方法で患者さんに声がけしていくのがよいと思います。

半側空間無視に対するアプローチに関しては様々な研究がなされています。一方で半側空間無視を経験した患者さんの手記を見ると、左側自体を認識していないのに左側を認識させようとする行為は、患者さんにとって苦痛であり、その後の生活の改善にも直結しない方法なのかもしれません。

▼半側空間無視の患者さんへのアプローチ方法

線分を二等分させる

猫のぬいぐるみを始点にする

「左」という言葉ではなく
具体的に示すことが重要!!

猫のぬいぐるみから
始まる線の真ん中を
つかんでください。

参考文献

● 『離床への不安を自信に変える 脳卒中急性期における看護ケアとリハビリテーション完全ガイド』

　飯田祥他、慧文社、2015年

● 『高次脳機能障害学 第2版』石合純夫、医歯薬出版株式会社、2012年

● 『コツさえわかればあなたも読める リハに役立つ脳画像』

　酒向正春、大村優慈、メジカルビュー社、2016年

● 『症状・経過観察に役立つ 脳卒中の画像のみかた』市川博雄、医学書院、2014年

● 『ケアに使える画像の見かた』久志本成樹、照林社、2008年

● 『寝たきりゼロへ進化中 実践！ 離床完全マニュアル2』曷川元、慧文社、2018年

● 『クリティカルケア実践の根拠』道又元裕他、照林社、2012年

● 『必携 脳卒中ハンドブック』田中耕太郎、高嶋修太郎、診断と治療社、2008年

● 『まるごと図解 ケアにつながる脳の見かた』波多野武人、照林社、2016年

● 『誰も教えてくれないコツがここにある！ フィジカルアセスメント完全攻略Book』

　曷川元他、慧文社、2014年

● 『脳卒中理学療法の理論と技術』原寛美、吉尾雅春、メジカルビュー社、2014年

● 『看護の現場ですぐに役立つ フィジカルアセスメントのキホン』

　横山美樹、足立容子、片桐郁代、秀和システム、2018年

● 『よくわかる脳の障害とケア 解剖・暴対・画像と症状がつながる！』

　酒井保治郎、小宮桂治、南江堂、2013年

● 『病気がみえる vol.7脳・神経』医療情報科学研究所、メディックメディア、2011年

● 『オールカラー 介護に役立つ！ 写真でわかる拘縮ケア』田中義行、ナツメ社、2016年

● 「排便時における怒責圧が循環系に及ぼす影響」(Japanese Journal of Nursing Art and

　Science Vol.10, No.1, pp.111-120) 今井美香ほか、2011年

● 「水頭症の内視鏡手術に必要な解剖と知識」(Jpn Neurosurg<Tokyo>22:pp.349-356)

　西山健一他、2013年

● 「神経因性膀胱の診断と治療の進歩」(Jpn J Rehabil Med;48:pp.87-94』井川靖彦、2011年

● 「体温管理」(BRAIN NURSING vol.29 no.12:pp.20-23) 脊山英徳、2013年

索引

【著者紹介】

久松　正樹（ひさまつ　まさき）

1999年浦河赤十字看護専門学校卒業後、浦河赤十字病院を経て、2002年医療法人医仁会中村記念病院ICU・SCU勤務。2007年同病院4階病棟・SCU病棟主任。2012年脳卒中リハビリテーション看護認定看護師資格取得。2014年より社会医療法人医仁会中村記念病院回復期リハビリテーション病棟主任。2016年同回復期リハビリテーション病棟看護師長。2019年より社会医療法人医仁会中村記念南病院回復期リハビリテーション病棟看護師長に在任中。

【編集協力】
株式会社エディトリアルハウス

【本文キャラクター】
大羽　りゑ

【本文イラスト】
タナカ　ヒデノリ

看護の現場ですぐに役立つ
脳神経看護のキホン

発行日	2020年 3月 2日	第1版第1刷

著　者　久松 正樹

発行者　斉藤　和邦
発行所　株式会社　秀和システム
　　　　〒135-0016
　　　　東京都江東区東陽2-4-2　新宮ビル2F
　　　　Tel 03-6264-3105（販売）Fax 03-6264-3094
印刷所　三松堂印刷株式会社　　　　　Printed in Japan

ISBN978-4-7980-5688-3 C3047